Hannes Kahrass, Marcel Mertz

Ethik in der Public Health

Analysieren, Bewerten, Entscheiden

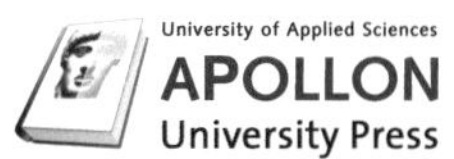

1. Auflage 2021

Projektmanagement und Lektorat: Julia Gwiasda, Bremen
Layout und Satz: Ilka Lange, Hückelhoven
Umschlaggestaltung: Elisabeth Drimmel und Christin Uthmann, Bremen
Coverfotos: © rob z – stock.adobe.com, jameschipper – stock.adobe.com
Korrektorat: Ruven Karr, Saarbrücken
Printed in Germany: BoD – Books on Demand GmbH, Norderstedt

Bibliografische Information der Deutschen Nationalbibliothek
Die Deutsche Nationalbibliothek verzeichnet diese Publikation in der Deutschen Nationalbibliografie. Detaillierte bibliografische Daten sind abrufbar unter:
htpp://dnb.d-nb.de

Werden Personenbezeichnungen aus Gründen der besseren Lesbarkeit nur in der männlichen oder weiblichen Form verwendet, so schließt dies das jeweils andere Geschlecht mit ein.

ISBN: 978-3-943001-69-3

http://www.apollon-hochschulverlag.de

Hannes Kahrass, Marcel Mertz

Ethik in der Public Health

Analysieren, Bewerten, Entscheiden

STUDIENBUCH

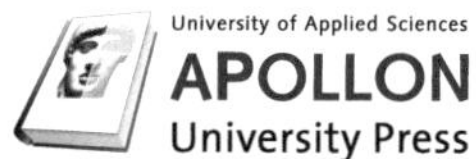

Inhalt

Einleitung

Medizin zielt auf das Heilen und Lindern von Krankheiten ab. Allerdings geht es ihr in der praktischen Anwendung in aller Regel zuerst einmal um ein einzelnes krankes Individuum. Das ist auch richtig so; denn das ist es, was wir von einer Ärztin/einem Arzt erwarten dürfen, wenn wir z. B. selbst krank geworden sind.

Doch stellen sich im Kontext von Krankheit, Medizin und einem ganzen Gesundheitswesen eines Landes auch Fragen, die über das gesundheitliche Wohl einer einzelnen Person hinausgehen – sie betreffen das gesundheitliche Wohl der ganzen Bevölkerung oder zumindest bestimmter Gruppen dieser Bevölkerung. Darauf bezieht sich der auch im Deutschen gebräuchliche englischsprachige Begriff *Public Health* (zu Deutsch: Bevölkerungsgesundheit).

Die Bedeutung von Public Health wurde in den Jahren 2020 und 2021 mit der COVID-19-Pandemie auch der breiteren Öffentlichkeit zwangsläufig bewusst gemacht, waren doch viele Maßnahmen, die ergriffen wurden, um die Gesundheit der Bevölkerung zu schützen und zu verbessern, geradezu „Klassiker" aus dem Arsenal der Public Health: Quarantäne, Abstandsregeln, das Tragen von Masken, das Verbot von Massenveranstaltungen oder die Planung und Durchführung von Impfungen in der gesamten Bevölkerung, um nur ein paar zu nennen.

Bei dieser beispielhaften Nennung von Maßnahmen wird aber auch deutlich, dass solche Maßnahmen oft nicht reibungsfrei entschieden, durchgeführt und in der Bevölkerung angenommen werden. Denn viele der Maßnahmen greifen in die Rechte der Bevölkerung ein und verändern zeitweise die sozialen und ökonomischen Lebensbedingungen. Das ist zum einen eine rechtliche Angelegenheit, zum anderen aber eine *ethische* – schließlich geht es am Ende um eine Abwägung zwischen verschiedenen Werten oder ethischen Prinzipien, also darum, welches *Ziel* (das durch eine Maßnahme erreicht werden soll) im konkreten Einzelfall wichtiger ist:

- Sicherung des europäischen Warenhandels *oder* Eindämmung einer Pandemie?
- Einhaltung des Datenschutzes *oder* Nachverfolgung von Infektionsketten?
- Maßnahmen zur Reduktion des Tabakkonsums *oder* Werbefreiheit der Industrie?

Isoliert betrachtet können alle genannten Ziele moralisch verteidigt werden. Es wird aber auch schnell klar, dass es kaum möglich ist, alle Ziele gleichermaßen - zur gleichen Zeit - zu verfolgen; manche Ziele erschweren die Verfolgung eines anderen Ziels sogar in ganz besonderem Maße. Daher drängt sich zwingend die Frage auf: Welches Ziel hat Vorrang gegenüber einem anderen, eventuell konkurrierenden Ziel - und vor allem: *warum*?

Das „Warum" verweist auf ethische *Werte* und *Prinzipien*, die *Gründe* liefern, weshalb das eine Ziel dem anderen vorzuziehen sei. Ähnliche Fragen stellen sich aber durchaus auch bei den konkreten Maßnahmen, mit denen ein ausgewähltes Ziel erreicht werden soll: Ist die Maßnahme selbst ethisch rechtfertigbar - und warum wählt man gerade diese Maßnahme und nicht eine andere? Wo gibt es bei der Umsetzung der Maßnahme ethische Herausforderungen, die angegangen oder zumindest berücksichtigt werden müssen? Auch hierfür sind am Ende ethische Prinzipien, insbesondere aber bereits weiter konkretisierte ethische *Kriterien*, die zum Zweck einer ethischen Bewertung auf eine Maßnahme „angewendet" werden können, zentral.

Mit solchen Fragen des „Warum" beschäftigt sich *Ethik* als Fachdisziplin allgemein. Ein charakteristisches Merkmal, auf das insbesondere die *Public-Health-Ethik* reagiert, ist, dass bei Public-Health-Maßnahmen häufig viele Menschen von den Entscheidungen betroffen sind. Dies unterstreicht zusätzlich die Bedeutung einer ethischen Reflexion und Argumentation bei solchen Entscheidungen.

Die *Public-Health-Ethik* bietet ein Instrumentarium, um die angesprochenen Fragestellungen zu identifizieren, zu beschreiben und zu analysieren, aber auch um mögliche Lösungswege zu entwickeln und diese wiederum zu bewerten.

Das vorliegende Studienbuch soll allerdings nicht nur eine theoretische Einführung in das Thema geben, sondern Sie als Leserinnen und Leser praktisch für den Fall unterstützen, dass Sie selbst im Bereich der Public Health Entscheidungen und Maßnahmen aus einer ethischen Perspektive betrachten wollen - oder aus beruflichen Gründen auch zwangsläufig betrachten müssen. Hierzu werden im 1. Kapitel Theorien bzw. theoretische Ansätze der Ethik im Allgemeinen und der Public-Health-Ethik im Speziellen nähergebracht. Diese sind unabdingbar, um auf methodische und damit systematische Weise Public-Health-Ziele und -Maßnahmen ethisch analysieren und bewerten zu können. Im 2. Kapitel werden konkrete Methoden der ethischen Bewertung und Entscheidungsfindung im Kontext von Public Health behandelt. Im 3. Kapitel wird anhand ausgewählter Fallbeispiele die Anwendung der verschiedenen theoretischen Ansätze und Methoden dargelegt. Kleine Übungsaufgaben in jedem Kapitel unterstützen den eigenen Lernerfolg; Lösungen bzw. Hinweise zur Lösung für diese Übungen befinden sich im Anhang.

Mit dem Lesen des Buchs und dem Durcharbeiten der praktischen Übungen werden Leserinnen und Leser in der Lage sein, ethische Fragen und Herausforderungen nicht nur besser in ihrem jeweiligen (Berufs-)Alltag und in gesellschaftlichen Diskursen erkennen zu können, sondern diese aktiv mit adäquaten konzeptuellen „Werkzeugen“ zu bearbeiten und an Lösungen mitzuwirken.

1 Theorie der Public-Health-Ethik

Nach Bearbeitung dieses Kapitels kennen Sie die theoretischen Grundlagen einer Public-Health-Ethik. Sie lernen dabei wichtige ethische Terminologien kennen und können beispielsweise Werte von Normen oder Tugenden unterscheiden. Sie erarbeiten sich außerdem den Unterschied zwischen Moral, Ethik und Recht. Ferner lernen Sie allgemeine ethische Theorien und insbesondere die sieben Prinzipien einer Public-Health-Ethik kennen. Damit sind Sie bestens vorbereitet für das zweite Kapitel, in welchem es um die methodische Umsetzung von Public-Health-Ethik gehen soll.

In Ihrem Alltag werden Sie immer wieder mit unterschiedlichen Wertfragen konfrontiert und entwickeln dazu eine Position. Fahren Sie mit einem Fahrradhelm? Sind Sie Blutspender? Tragen Sie einen Organspendeausweis bei sich oder haben Sie schon einmal eine Präventionsmaßnahme oder Gesundheitskampagne gesehen, die Zielgruppen diskriminiert? Auch wenn Sie über diese Fragen in der letzten Zeit vielleicht nicht bewusst nachgedacht haben, verhalten Sie sich dazu und nehmen entsprechende Bewertungen vor. Die Gesamtheit unseres vor allem zwischenmenschlichen Verhaltens oder unserer Einstellungen zu Wertfragen nennt man **Moral**.

BEISPIEL 1.1:

In moralischen Debatten kann es beispielsweise um die Frage gehen, ob Massentierhaltung oder überhaupt der Verzehr von Fleisch moralisch ist, ob gentechnische Veränderungen der menschlichen Keimbahn zugelassen werden sollten, welche Form der Sterbehilfe erlaubt oder in bestimmten Situationen vielleicht sogar geboten sein könnte oder ob es vertretbar ist, zugunsten der Bevölkerungsgesundheit den Zugang zu „ungesundem" Essen zu erschweren.

Dass wir privat und im Beruf oft und zuweilen geradezu „automatisch" moralische Bewertungen vornehmen und Entscheidungen treffen, bedeutet jedoch nicht, dass wir dies immer „gut" oder „überzeugend" machen (vgl. Albisser Schleger et al., 2012, S. 62 f.), oder dass wir in der Lage sind, unsere Bewertungen und Entscheidungen anderen gegenüber vernünftig zu begründen (vgl. Albisser Schleger et al., 2012, S. 62). Auch in der Moral können wir uns täuschen, Irrtümern oder Fehlannahmen erliegen oder aufgrund unseres Eigeninteresses Aspekte bei einer Entscheidungsfindung übersehen, die für die Personen, die von unseren Entscheidungen und Handlungen betroffen sind, sehr wohl wichtig wären (vgl. Albisser Schleger et al., 2011; Niemann, 2008, S. 266).

Daher sollten wir uns in Bezug auf die Moral nicht einfach auf ein unreflektiertes „Bauchgefühl" verlassen (vgl. Albisser Schleger et al., 2011), ganz besonders dann nicht, wenn andere Personen von den Folgen unserer Entscheidungen (mit-)betroffen sind (vgl. Albisser Schleger et al., 2012, S. 62) – wie im Bereich der Public Health. Ferner werden Sie immer wieder damit konfrontiert werden, dass andere Personen – oder bei Präventionskampagnen gar die Öffentlichkeit etc. – nicht unbedingt Ihre Auffassung von „moralisch richtig" oder „falsch" teilen (vgl. Albisser Schleger et al., 2012, S. 62). Dann benötigen Sie Konzepte, Instrumente und Argumentationsstrategien, mit denen Sie Ihre moralische Position verständlich und überzeugend darlegen, aber auch der erforderlichen kritischen Überprüfung aussetzen können (vgl. Albisser Schleger et al., 2012, S. 64 f.; Baggini/Fosl, 2007, S. xvi f.). Mit der (theoretischen) Reflexion, der Begründung, der Kritik unseres moralischen Bewertens und Entscheidens sowie dem (methodischen) Vorgehen dabei beschäftigt sich das, was wir *Ethik* nennen.

1.1 Was ist Ethik?

Traditionell bezeichnet **Ethik** eine bestimmte Disziplin der Philosophie und der Theologie (vgl. Düwell et al., 2011a, S. 1 ff.). Die Rede ist daher auch von *Moralphilosophie* oder *Moraltheologie*. Gerade im Gesundheitswesen wird Ethik heute jedoch eher als ein interdisziplinäres Feld betrachtet, mit welchem sich nicht nur Philosophinnen und Philosophen oder Theologinnen und Theologen beschäftigen, sondern neben Rechtswissenschaftlerinnen und -wissenschaftlern insbesondere auch Angehörige der verschiedenen Gesundheitsberufe (Ärztinnen und Ärzte, Pflegende, Ergotherapeutinnen und -therapeuten etc.) (vgl. Mertz, 2019, S. 4).

Dennoch bleibt gerade die Philosophie mit ihrer – im Vergleich zur Theologie – säkularen (d.h. „diesseitigen", weltlichen, nicht religiösen) Ausrichtung für eine moderne Ethik prägend. Philosophie wird hierbei als eine argumentative Tätigkeit verstanden, die zum Ziel hat, mit rationalen Gründen (und Gegengründen) Rechenschaft zu geben über die grundlegenden Voraussetzungen unseres Seins, unseres Denkens und insbesondere auch unseres Tuns. Ethik kann daher als eine Form der *wissenschaftlichen Untersuchung der Moral* oder von *Moralen* (im Plural) verstanden werden (vgl. Mertz, 2019, S. 2 f.).

Als eine erste Annäherung können wir festhalten: Ethik ist das Nachdenken darüber, was moralisch „richtig" und „falsch" sein sollte, und vor allem, *warum* es das sein sollte.

An dieser Stelle fällt Ihnen womöglich auf, dass wir zwischen *Moral* und *Ethik* begrifflich unterschieden haben. Diese Unterscheidung wollen wir uns zunächst genauer anschauen, bevor wir den Begriff der *Ethik* genauer charakterisieren.

Moral – Ethik – Recht

Unsere Alltagssprache ist oft nicht so exakt, wie es in der Wissenschaft und der Philosophie als akademischer Disziplin der Fall ist. Deshalb muss es uns nicht überraschen, wenn auch *Moral*, *Ethik* und *Recht* nicht immer strikt voneinander getrennt werden. Schließlich geht es dabei immer irgendwie um Werte, Normen oder Regeln.

Allerdings ist es sinnvoll, sich einmal mit den allgemeinen Unterschieden zwischen diesen Begriffen vertraut zu machen, bevor wir uns später ganz der Public-Health-Ethik zuwenden. Denn zum einen müssen wir bei der Bewertung von Public-Health-Maßnahmen in der Lage sein, zwischen moralischen, ethischen und rechtlichen Ebenen unterscheiden zu können, weil wir sonst die auftretenden Wert- und Norm-bezogenen Herausforderungen nicht zuordnen können. Zum anderen ist die Abgrenzung von *Ethik* zu *Moral* und *Recht* erforderlich, um besser zu verstehen, was es bedeutet, wenn man sich *ethisch* (nicht nur moralisch oder rechtlich) mit einem Thema beschäftigt.

DEFINITION 1.1:

Die **Moral** ist ein System von Werten, Normen/Regeln, Prinzipien oder Tugenden und den damit verbundenen Bewertungen und Überzeugungen (Standpunkten). Moral ist historisch und kulturell wandelbar, soll jedoch stets die Funktion erfüllen, ein Zusammenleben von Individuen in sozialen Gruppen oder Gesellschaften zu ermöglichen, indem sie u.a. Konflikte reguliert, Verhalten steuert, falls erforderlich bestimmte Verhaltensweisen auch sozial sanktioniert und Kooperation fördert (vgl. Kettner, 2011, S. 426 f.; Pieper, 2000, S. 42 f.).

Moral (von lat. *mos*, zu Deutsch u.a.: *Sitte, Gewohnheit, Brauch*) bezieht sich also auf *faktische, bestehende* moralische Normen, Werte und Überzeugungen in einer sozialen Gruppe oder einer Gesellschaft (vgl. Kambartel, 2004a, S. 932). Daher gibt es viele Moralen (Plural) (vgl. Kettner, 2011, S. 427), die dieselbe Funktion erfüllen können. Sie können dabei auch gruppenspezifisch ausfallen. Es handelt sich allerdings bei dem Begriff *Moral* – wie wir ihn hier verwenden wollen – um einen *deskriptiven* (d.h. beschreibenden) Begriff, der keine Wertung impliziert, also auch nichts darüber aussagt, ob die bestehende Moral „gut" oder beispielsweise eher „fragwürdig" ist (vgl. Kambartel, 2004a, S. 932).

BEISPIEL 1.2:

Auch die Mafia hat eine Moral, ebenso wie die Piraten im 17. Jahrhundert eine gruppenspezifische Moral hatten.

Vielleicht wenden Sie nun ein, dass Moral doch offenkundig auch etwas Individuelles sein müsse. Nach der verwendeten Definition oben, die vor allem soziologisch orientiert ist, kann jedoch erst einmal nicht davon gesprochen werden, dass jedes Individuum seine eigene Moral hat. Gerade moralische Normen funktionieren im Grunde nur über-individuell; gäbe es nur das einzelne Individuum, gäbe es auch keine Normen. Doch kann selbstverständlich nicht bestritten werden, dass Individuen – auch derselben sozialen Gruppe – unterschiedliche moralische *Überzeugungen* haben können. Das heißt, sie können bestimmte Werte und Normen vertreten und andere wiederum ablehnen. Sie tun dies aber kaum isoliert von Gruppen und Gesellschaften, in denen sie auch sozialisiert werden, d. h. mitunter auch moralische Werte und Normen etc. überhaupt erst kennenlernen. Diese existieren unabhängig von einem konkreten Individuum; ein Individuum kann sich nur in bestimmter Weise zu ihnen verhalten (sie anerkennen oder ablehnen, sie anders interpretieren etc.). Deshalb kann zwar sinnvoll von *individuellen moralischen Überzeugungen* gesprochen werden, nicht aber von einer individuellen Moral.

Neben dem Begriff der Moral gibt es auch den verwandten Begriff des **Ethos** (nicht mit *Ethik* zu verwechseln). Damit wird eine *überlieferte und gelebte Berufsmoral* bezeichnet, die sich primär durch die Berufszugehörigkeit auszeichnet und als ein grundlegendes Merkmal für Professionen gilt – so klassischerweise das *ärztliche* oder *pflegerische Ethos* (vgl. Albisser Schleger et. al., 2012, S. 292).

Abzugrenzen ist *Moral* von einem (moderneren) Verständnis von **Sitte/Brauchtum** oder auch von Höflichkeit. Bei diesen wird nicht der Anspruch erhoben, dass sie unbedingt zu befolgen sind (sie also unbedingt *gültig* sind) – so z. B. Begrüßungsriten, Rituale des Schenkens und Dankens oder die Konvention, in unseren Breitengraden die Gabel links und das Messer rechts neben den Teller zu legen. Dies sind zwar soziale Normen, aber keine *moralischen* Normen. Das heißt, Sie können vielleicht von der einen oder anderen Person getadelt werden, wenn Sie solche Konventionen nicht einhalten; man wird Ihnen aber kaum vorwerfen, dass Sie in diesen Fällen unmoralisch gehandelt hätten.

Wenn nun aber eine Gesellschaft eine moralische Norm vertritt wie z. B. jene, die Todesstrafe als maximale Sanktion bei Kapitalverbrechen zu verhängen, ist diese Norm dann wirklich moralisch richtig? Auf diese Frage soll **Ethik** eine Antwort geben können:

DEFINITION 1.2:

Ethik ist die wissenschaftliche Untersuchung der Moral (bzw. von Moralen), die das Ziel der bloßen Beschreibung einer Moral verfolgen kann (*deskriptive Ethik*), vor allem aber auf Begründung und Kritik einer Moral abzielt und daher versucht, Maßstäbe zur Beurteilung einer Moral und ihrer Inhalte (z. B.

Werte, Normen, Überzeugungen) zu entwickeln. Auf dieser Grundlage kann sie auch eine alternative Moral bzw. alternative moralische Werte oder Normen etc. vorschlagen, die diese Maßstäbe (besser) erfüllen (*normative Ethik*) (vgl. Pieper, 2000, S. 17; Düwell et al., 2011a, S. 2).

Ethik (von altgriech. *ethos*, zu Deutsch u.a.: *Sitte*, *Gewohnheit*, *Brauch*) versucht damit eine rational begründete Antwort zu geben auf Fragen wie „Was soll ich tun?" oder „Was ist gut/richtig/gerecht, was ist schlecht/falsch/ungerecht?" (vgl. Düwell et al., 2011a, S. 2). Sie ermittelt dabei u.a. ethische Maßstäbe, die eine Moral zu erfüllen hat, um auch (philosophisch) begründet den Anspruch auf „unbedingte Gültigkeit" erheben zu können (vgl. Pieper, 2000, S. 23 f.). Solche Maßstäbe können z.B. allgemeine Normen oder Moralprinzipien sein, aber auch bereits konkrete Kriterien für bestimmte Handlungsweisen (vgl. Mertz, 2019, S. 3). Moral ist daher das Untersuchungsobjekt der Ethik (vgl. Pieper, 2000, S. 28).

BEISPIEL 1.3:

Das im Deutschen Grundgesetz festgeschriebene *Prinzip der Menschenwürde* kann als ethischer Maßstab für die Bewertung einzelner moralischer Normen herangezogen werden. In Bezug auf die Todesstrafe gibt es in Teilen der USA eine andere Auffassung als bei uns. Durch den Bezug auf den ersten Artikel des Grundgesetzes kann argumentiert werden: Weil die Würde des Menschen für uns als unantastbar gilt, aber diese durch den staatlich verordneten Tod genommen wird, ist die Todesstrafe als ultimative Sanktion abzulehnen.

Aber auch bereits die sogenannte *Goldene Regel* („Behandle andere so, wie du von ihnen behandelt werden willst") kann als ethischer Bewertungsmaßstab für die Bewertung von Normen oder Handlungsweisen dienen.

HINWEIS:

Das Adjektiv *ethisch* bedeutet eigentlich „zur Ethik gehörend", so wie z. B. *biologisch* bedeutet: „zur Biologie gehörend". Umgangssprachlich wird *ethisch* oft synonym mit *moralisch* verwendet - nur deswegen gibt es den Ausdruck *unethisch*.

Verwenden wir *ethisch* aber ausdrücklich im Rahmen der Bewertung beispielsweise einer Handlung (z. B. „Es ist ethisch nicht vertretbar, für die Erprobung neuer Medikamente ausschließlich Personen zu rekrutieren, die sozial und ökonomisch benachteiligt sind und sich eventuell das Medikament später gar nicht leisten könnten"), dann drücken wir damit aus, dass diese Bewertung nicht nur einer bestehenden Moral folgt. Vielmehr wird der Anspruch erhoben, dass sie auf Grundlage von bestimmten theoretisch entwickelten und begründeten Maßstäben (= Ethik) erfolgt ist.

Doch nicht nur die Ethik kann Antworten geben auf Fragen wie jene, was in einer bestimmten Situation getan werden soll - oder sogar muss -, oder was „richtig" oder „gerecht" ist. Auch das **Recht** kann hierbei oft, wenngleich nicht immer, Antworten geben:

DEFINITION 1.3:

Recht bezeichnet die Gesamtheit derjenigen explizit kodifizierten Verhaltens- oder auch Verfahrensnormen (= Gesetze, Verordnungen) zum Zusammenleben innerhalb einer Gesellschaft, die von der akzeptierten normgebenden Instanz (z. B. Parlament) legitimiert und hoheitlich (staatlich) durchgesetzt bzw. deren Verstöße mit staatlich autorisierter Macht sanktioniert werden können (z. B. Geldstrafe, Freiheitsstrafe) (vgl. Gräfrath, 2004, S. 510).

Das Recht stellt entsprechend ein eigenes System (= Rechtssystem) zur Entstehung von (Rechts-)Normen - vor allem Gesetze -, aber auch zum Umgang mit diesen Normen dar. So kann beispielsweise nicht jede beliebige Person eine Rechtsnorm in das System einführen. Die korrekte fallspezifische Anwendung von und Berufung auf Rechtsnormen muss eigens erlernt werden, z. B. durch ein Studium der Rechtswissenschaften.

Das Verhältnis des Rechts zur Moral ist dadurch gekennzeichnet, dass es dem Recht erst einmal nur um die Unterscheidung „legal/illegal" (bzw. rechtskonform/ nicht rechtskonform) geht, nicht um „moralisch/unmoralisch".

HINWEIS:

Es wird „mehr" für moralisches Handeln benötigt als bloßes rechtskonformes Handeln. Denn nicht alles, was legal ist, muss alleine deshalb zwingend moralisch sein (z. B. manche Gesetze im Dritten Reich; Fremdgehen in einer festen Partnerschaft). Und nicht alles, was illegal ist, muss allein deshalb auch zwingend unmoralisch sein (z. B. eine deutliche Geschwindigkeitsübertretung mit dem Auto, um jemanden bei einem Notfall rasch ins Krankenhaus zu bringen; oder erheblich verspätet die Steuererklärung einzureichen) (vgl. Baggini/Fosl, 2007, S. 140).

Dass es aber überhaupt ein Recht gibt, kann bereits moralische Gründe haben, so z. B. die dadurch ermöglichte Konfliktregulierung oder der verbesserte Schutz von wichtigen Gütern wie Leben, Gesundheit und Eigentum. Daher gibt es Normen, die sowohl moralisch als auch rechtlich existieren, z. B. das allgemeine Tötungsverbot, Verbot von Diebstahl usw. Dennoch decken sich Moral und Recht nicht vollständig, und zwar bereits aus dem Grund, dass Recht nicht jedes Detail unseres alltäglichen Zusammenlebens regulieren kann und sich gerade das Strafrecht als eine der stärksten Waffen im Arsenal eines Staates schon aus Gründen der Verhältnismäßigkeit und der Praktikabilität auf jene Handlungsweisen beschränken sollte, die besonders wichtige Güter gefährden. Folglich können manche Handlungsweisen, wie z. B. Public-Health-Maßnahmen, allein moralisch respektive ethisch, nicht aber rechtlich bewertet werden.

Das Verhältnis zur Ethik zeichnet sich vor allem dadurch aus, dass auch Rechtsnormen ethisch hinterfragt werden können - oder sogar müssen -, z. B. ob sie tatsächlich „gerecht" sind (vgl. auch die Unterdisziplin der Rechtsethik; u. a. Kühl, 2011,

S. 486 f.). Dies ist deshalb wichtig, weil wir ansonsten selbst das unmoralischste Gesetz nicht mehr kritisieren könnten.

ÜBUNG 1.1:

Lesen Sie sich bitte folgenden Kommentar aus der ZEIT zum Thema „Schwangerschaftsabbruch" durch: http://www.aon.media/jn8jon (10.06.2021). Wo sehen Sie in den dort erwähnten Diskussionspunkten Fragen der Moral, der Ethik und des Rechts? Wo sehen Sie auch Zusammenhänge zwischen Moral, Ethik und Recht?

Werte, Normen, Prinzipien und Tugenden

Wie auch bei der Verwendung der Begriffe *Moral* und *Ethik* neigen wir umgangssprachlich dazu, *Wert*, *Norm* und *Prinzip* nicht unbedingt exakt auseinanderzuhalten. In einem wissenschaftlichen Kontext ist dies jedoch erforderlich.

Wenn Sie beispielsweise argumentieren, dass es ungerecht sei, dass bestimmte Public-Health-Institutionen von vornherein keine Raucher/-innen einstellen (vgl. Kap. 3.1.2), so nehmen Sie eine moralische Bewertung vor. Das heißt, Sie beziehen sich dabei auf einen **Wert**, hier: „Gerechtigkeit". *Wert* meint hier keine Zahl und auch keinen Geldwert, sondern eine bewusste oder unbewusste (meist allgemeine) **Vorstellung des Wünschenswerten**; es ist ein Leitbild (Ideal), das handlungsorientierend ist und eine lebens- bzw. sinnstiftende Funktion aufweisen kann (vgl. Krijnen, 2011, S. 549 f.; Korte/Schäfers, 2002, S. 36). Ein Wert ist deshalb auch der Grund für eine Wertung („gut"/„schlecht"). Werte müssen allerdings keineswegs nur moralischer Natur sein. Es gibt u.a. auch ästhetische, praktische, politische oder wissenschaftliche Werte. So kann beispielsweise „Freiheit" ein Wert sein, genauso wie „Schönheit" oder „Erkenntnis".

Im moralischen Diskurs beziehen wir uns aber nicht nur auf Werte. Der Standard, eine Versuchsperson über ihre Studienteilnahme aufzuklären und sie ausdrücklich zustimmen zu lassen, findet seine ethische Begründung in der Norm der *informierten Einwilligung*. Eine (moralische) **Norm** (von lat. *norma*, zu Deutsch: *Richtschnur*, *Regel*) ist eine mehr oder weniger stark **verallgemeinerte Anweisung oder Vorschrift** (vgl. Ott, 2011, S. 474 f.; Kambartel, 2004b, S. 1030). Sie ist eine Verhaltensregel zur konkreten Handlungsorientierung einer Person und dient dadurch auch der Handlungsregulierung innerhalb einer sozialen Gruppe oder Gesellschaft (vgl. Ott, 2011, S. 474 f.; Kambartel, 2004b, S. 1030). Klassischerweise drückt eine Norm *Gebote* (x muss getan werden), *Verbote* (x darf nicht getan werden) oder *Erlaubnisse* (x darf, muss aber nicht getan werden) aus. Im Gegensatz zu Werten können Normen mit sozialen Sanktionen verbunden sein, wenn gegen sie verstoßen wird (vgl. Ott, 2011, S. 474 f.). Normen sind dennoch mit Werten verbunden, da die Begründung einer Norm stets auf jene Werte, die durch die Norm gesichert oder „verwirklicht" werden sollen, zurück verweist. Die Norm der *informierten Einwilligung* lässt sich begründen durch die Werte *Selbstbestimmung* oder auch *Menschenwürde*. Klassische moralische Normen in der Gesellschaft sind beispielsweise das Verbot zu lügen oder das Gebot, Notleidenden zu helfen.

Etwas schwieriger ist es bei *Prinzipien*, denn der Begriff *Prinzip* kann zwei verschiedene Bedeutungen haben: zum einen **Moralprinzip**, zum anderen **Prinzip mittlerer Reichweite**. Als *Moralprinzip* bezeichnet es a) die oberste (oder einzige) Prüfformel zur Überprüfung einer Moral oder b) die oberste/n und allgemeinste/n Norm/en einer Moraltheorie bzw. einer Theorie der normativen Ethik (vgl. Ott, 2011, S. 475). Diese werden innerhalb der jeweiligen Theorie immer als gültig betrachtet, da sie die Grundlage dieser Theorie bilden. Beispiele für solche Prinzipien schauen wir uns in Kap. 1.4 genauer an. Ein *Prinzip mittlerer Reichweite* bezeichnet dagegen eine allgemeine Norm innerhalb eines bestimmten Handlungsbereichs, z. B. in der Medizin, die *prima facie* gültig ist (vgl. Wiesing/Marckmann, 2011, S. 275). „Prima facie" meint hier, dass die Norm erst einmal als gültig zu betrachten ist – und befolgt werden muss –, es sei denn, es gibt Gründe, wie z. B. andere Prinzipien, die im Einzelfall höher zu gewichten sind. Dies vertiefen wir in Kap. 1.5.

In moralischen Diskursen können nicht zuletzt auch (moralische) Eigenschaften von Personen thematisiert werden. Sie werden z. B. als *gerecht*, *mitfühlend* oder *professionell* bezeichnet. Hierbei wird oft auf *Tugenden* verwiesen. Mit **Tugend** wird eine **erstrebenswerte Charaktereigenschaft** bzw. Charakterdisposition (vgl. Wils, 2011, S. 534), eventuell auch eine Haltung einer Person, bezeichnet. Diese Eigenschaften sollen ein angemessenes moralisches Handeln gemäß den jeweils vertretenen moralischen Überzeugungen ermöglichen (vgl. Beauchamp/Childress, 2009, S. 31). Tugenden sollen darüber hinaus zu moralischem Handeln motivieren (vgl. Wils, 2011, S. 534). Ihr Zusammenhang mit Werten, Normen oder Prinzipien kann unterschiedlich gefasst werden (vgl. Beauchamp/Childress, 2009, S. 30), wird aber i. d. R. darin gesehen, dass Tugenden nicht nur Überzeugungen darstellen, entsprechend derer man sich verhalten kann, sondern unmittelbar mit der Tendenz einer Person verknüpft sind, auf bestimmte Weise moralisch zu handeln (vgl. Wils, 2011, S. 536). So kann insbesondere *Gerechtigkeit* ein Wert, ein Prinzip oder auch eine Tugend sein. Allerdings kann eine Person zwar den Wert der Gerechtigkeit sowie davon abgeleitete Normen vertreten, jedoch – aus unterschiedlichsten Gründen – dazu tendieren, sich dennoch eher ungerecht zu verhalten. Dann hätte die Person zwar bestimmte moralische Überzeugungen bezüglich Gerechtigkeit (Werte, Normen, Prinzipien), würde aber nicht die erforderlichen Charaktereigenschaften aufweisen, im tatsächlichen Fall auch gerecht zu handeln (= Tugend) (vgl. Vinzenz Gruppe, 2011, S. 14). Tugenden sind häufig ausformuliert in sogenannten „Tugendkatalogen“, so wie beispielsweise die klassischen Kardinaltugenden (Weisheit, Gerechtigkeit, Tapferkeit, Mäßigung) (vgl. Baggini/Fosl, 2007, S. 96), aber – neben Normen – auch in Ethikkodizes von z. B. Gesundheitsberufen (vgl. z. B. Vinzenz Gruppe, 2011). Dort können Tugenden auch der Schärfung des Idealbilds einer Vertreterin/eines Vertreters der jeweiligen Profession dienen (z. B. „Was macht eine gute Ärztin/einen guten Arzt aus?“ oder „Was macht eine gute Physiotherapeutin/einen guten Physiotherapeuten aus?“ usw.). Ethikkodizes gibt es nicht nur für spezifische Berufsgruppen, sondern sie finden sich auch in Studien oder in der Ansprache spezifischer schutzbefohlener Zielgruppen (Kinder, Menschen mit psychischen Erkrankungen in der Forschung).

ÜBUNG 1.2:

Lesen Sie sich einmal exemplarisch den Ethikkodex der NAKO Gesundheitsstudie durch. Wo können Sie Werte, Normen und eventuell auch Tugenden ausmachen?

Die Unterdisziplinen der Ethik

Beschäftigt sich Ethik aber stets mit Werten, Normen, Prinzipien oder Tugenden? Und wenn ja, in welcher Hinsicht genau? Um uns der Antwort zu nähern, sollten wir uns mit verschiedenen Unterdisziplinen der Ethik vertraut machen.

Die *deskriptive Ethik* als nur beschreibende Vorgehensweise haben wir bereits oben bei der allgemeinen Definition von *Ethik* kennengelernt, ebenso die *normative Ethik* mit ihrem wert- und normsetzenden Charakter. Weitere Unterdisziplinen sind die *Metaethik* und die *angewandte Ethik* bzw. die sogenannten *Bereichsethiken*.

Vielleicht haben Sie sich schon einmal gefragt, ob moralische Forderungen universell, also unabhängig von Zeit und Kultur, gültig sein können. Vielleicht haben Sie auch darüber debattiert, was es eigentlich bedeutet, wenn etwas als „moralisch falsch“ bezeichnet wird. Wenn Sie solche Themen und Fragen diskutiert haben, haben Sie sich in den Bereich der **Metaethik** begeben (vgl. Düwell et al., 2011a, S. 2). Wie ihr Name (von altgriech. *meta*, zu Deutsch: *über*, *hinter*) bereits andeutet, beschäftigt sich die Metaethik mit der Ethik und nicht nur mit der Moral. Sie stellt nicht die Frage, welchen moralischen Normen wir folgen sollten. Vielmehr beschäftigt sie sich beispielsweise damit, was die Grundbegriffe der Ethik bedeuten oder von welchen grundlegenden Annahmen über „das Wesen“ der Moral eine Ethik ausgeht (vgl. Düwell et al., 2011a, S. 2 f.). Die Metaethik wird deshalb als die *Wissenschaftstheorie* der Ethik bezeichnet, d. h. als jene Unternehmung, die die begrifflichen und theoretischen Grundlagen der wissenschaftlichen Disziplin *Ethik* klären soll (vgl. Düwell et al., 2011a, S. 11). Unsere Charakterisierungen der Begriffe *Moral* und *Ethik* oder *Wert* und *Norm* oben waren daher auch ein Beispiel metaethischer Arbeit.

Für die **angewandte Ethik** (vgl. Düwell et al., 2011a, S. 21 f.) greifen wir nochmals das Verständnis von *normativer Ethik* auf: Der normativen Ethik geht es nicht (nur) darum, bestehende Moralen - oder einzelne Normen etc. - zu beschreiben. Es geht ihr vielmehr darum, Moral zu begründen, dabei aber zwangsläufig kritisch zu betrachten, vielleicht sogar am Ende zu verwerfen und eine alternative Moral vorzuschlagen (vgl. Düwell et al., 2011a, S. 2). Verbleibt dies auf der Ebene der allgemeinen, nicht weiter konkretisierten Grundnormen - wie jemandem grundsätzlich nicht körperlich oder psychisch zu schaden, zu stehlen oder zu betrügen usw. -, ist die Rede von einer *allgemeinen normativen Ethik* oder *Fundamentalethik* (vgl. Düwell et al., 2011a, S. 2). Ihr geht es darum, Theorien zu entwickeln, die die grundlegenden ethischen Maßstäbe für eine Moral enthalten. Hier spricht man von „Moraltheorie“, „ethischen Theorien“ oder „Ethiktheorien“ (was sprachlich eigentlich eine Verdopplung ist, da „ethisch/Ethik“ bereits „Theorie“ enthält; wir wollen dem etablierten Sprachgebrauch folgen).

Wenn Sie Gespräche über moralische Themen im Alltag, im Beruf und in gesellschaftlich-politischen Debatten Revue passieren lassen, wird Ihnen vermutlich auffallen, dass es darin eher selten um die Grundnormen oder die übergeordneten Prinzipien einer Moral geht. Vielmehr steht meistens zur Debatte, was in relativ konkreten Handlungsbereichen – so z. B. in der Medizin – als moralisch oder moralisch problematisch betrachtet werden muss oder wie in diesen Bereichen erkannte moralische Herausforderungen gelöst werden könnten. Derlei ist das Aufgabengebiet der angewandten Ethik (vgl. Düwell et al., 2011a, S. 21). Typische Beispiele für die Handlungsbereiche, die die angewandte Ethik untersucht, sind Medizin (Medizinethik), die Medien (Medienethik), die Umwelt (Umweltethik), unser Umgang mit Tieren (Tierethik) (vgl. Düwell et al., 2011a, S. 22) – und natürlich die Bevölkerungsgesundheit (Public Health), also die Public-Health-Ethik. Da es um einzelne Bereiche geht, die oft auch unabhängig voneinander bearbeitet werden können, spricht man von **Bereichsethiken**. Diese zeichnen sich dadurch aus, dass sie oft interdisziplinär bearbeitet werden und daher nicht mehr rein philosophische Gebiete darstellen (vgl. Mertz, 2019, S. 4).

1.2 Public-Health-Ethik und andere Bereichsethiken

Die Public-Health-Ethik unterscheidet sich von anderen Bereichsethiken wie z. B. Tierethik oder Medienethik dadurch, dass sie etwas mit Gesundheit und Krankheit zu tun hat. Dies teilt sie mit Bereichsethiken wie der Medizinethik oder der Pflegeethik.

Die Public-Health-Ethik kann daher als eine von drei Kerndisziplinen einer übergreifenden **Ethik des Gesundheitswesens** oder einer *Medizinethik im weitesten Sinne* aufgefasst werden. Die beiden anderen Kerndisziplinen sind die *klinische Ethik* und die *Forschungsethik* (vgl. Mertz, 2019, S. 4 f.). Die klinische Ethik ist eine „Ethik der Patientenversorgung“ (Neitzke, 2013, S. 11), d. h., es geht ihr um individuelle Therapieentscheidungen und damit zusammenhängende Fragen (vgl. Mertz, 2019, S. 4 f.).

Die Forschungsethik befasst sich mit Fragen, die sich in gesundheitsbezogener Forschung stellen können, z. B. Tierversuche, klinische Studien, Versorgungsforschung u. v. m. (vgl. Mertz, 2019, S. 6 f.).

Die Public-Health-Ethik dagegen beschäftigt sich mit der ethischen Untersuchung gesundheitlicher – oder zumindest gesundheitsbezogener – Maßnahmen, die größere Gruppen oder die gesamte Bevölkerung (eines Landes oder einer Weltregion) im Blick haben. Das heißt, Public-Health-Ethik beschäftigt sich mit Fragen nach dem moralisch „Richtigen" und „Falschen" im Handlungsbereich der Public Health:

DEFINITION 1.4:

„**Public Health** ist die Wissenschaft und die Praxis zur Verhinderung von Krankheiten, zur Verlängerung des Lebens und zur Förderung von physischer und psychischer Gesundheit unter Berücksichtigung einer gerechten Verteilung und einer effizienten Nutzung der vorhandenen Ressourcen (...). Maßnahmen von Public Health zielen primär auf die Gesunderhaltung der Bevölkerung und ihrer Subgruppen." (DGPH, 2020)

1.3 Was ist *gute* Public Health?

Was zeichnet nun aber *gute* Public Health aus? Diese Frage zu beantworten, wird Ihnen sicher schwerer fallen als die Beantwortung der Frage, was eine gute Autowerkstatt oder einen guten Friseur auszeichnet. Gesundheit gilt als Voraussetzung für die Lebensdauer und die Lebensqualität des Einzelnen. Für die Volkswirtschaft gilt die Gesundheit der Bevölkerung – neben Bildung – als der wichtigste Produktivfaktor einer Gesellschaft (vgl. Wippermann et al., 2011, S. 25). Damit ist Gesundheit ein viel bedeutenderes privates und öffentliches Gut als beispielsweise ein funktionierendes Auto oder ein gelungener Haarschnitt.

Gesundheit ist essenziell für ein gutes Leben und damit ein *Fundamentalwert* wie Frieden und Glück.

Jedoch ist Gesundheit in unserer Gesellschaft nicht gleich verteilt. Ursächlich hierfür sind zum einen unveränderliche Faktoren, wie die Gene oder das Alter. Zum anderen wissen wir, dass der sozioökonomische Status und andere beeinflussbare Faktoren großen Einfluss auf die Gesundheit haben (vgl. Rosenbrock, 2007, S. 647 f.). Sollen diese Ungleichheiten ausgeglichen und/oder ihre Ursachen bekämpft werden? Gibt es sogar eine moralische Verpflichtung hierfür? Hier wird deutlich, dass im Handlungsbereich der Public Health zwangsläufig Gerechtigkeitsfragen beantwortet werden müssen.

Gesundheit ist nicht gleich verteilt, wobei einige Ursachen hierfür veränderbar sind und andere nicht.

Wir können also festhalten, dass Gesundheit ein zentraler Wert ist, der u. a. eine Bedingung für vieles in unserem Leben darstellen kann (vgl. Albisser Schleger et al., 2012, S. 76 f.) und Public Health zudem eng mit weiteren Wertfragen verknüpft ist. Gute Public Health bedarf nicht nur technischer Fähigkeiten wie das Lesen und Verstehen von epidemiologischen Studien, sondern auch die Fähigkeit, mit moralischen Herausforderungen angemessen umgehen zu können. Die Qualität von Public Health kann wiederum nicht allein durch Betrachtung des Ergebnisses bemessen werden. Zum einen würde dies dem besonderen Gut Gesundheit nicht gerecht werden. Zum anderen würde dieser Ansatz unterstellen, dass die Qualität einer Maßnahme sich zwingend im Ergebnis widerspiegelt. Wie in allen Bereichen der Gesundheitsversorgung gilt dieser kausale Zusammenhang nicht; daher kann die Arbeit einer Ärztin oder eines Physiotherapeuten nicht einfach anhand des Gesundheitszustands beim Verlassen der Praxis bewertet werden. Sie könnte, gerade aus *ethischer* Sicht, auch ungeachtet des Ergebnisses gut oder aber problematisch ausfallen.

Dennoch ist das Ergebnis natürlich nicht unwichtig. Es ist jedoch entscheidend, sich bewusst zu machen, anhand *welcher* Werte und mit welcher möglichen Priorisierung von Werten ein Ergebnis bewertet wird. Geht es tatsächlich vorrangig nur um die Verbesserung der Mortalität und Morbidität – also relativ eng gefasster, stark medizinisch geprägter Werte? Oder muss ein Ergebnis in Public Health nicht auch beispielsweise berücksichtigen, inwieweit eine Public-Health-Maßnahme die Selbstbestimmung von Betroffenen einschränkt, psychischen und symbolischen Schaden durch z.B. Stigmatisierung verursachen kann oder Rücksicht auf die Chancenungleichheit in einer Gesellschaft nimmt? Die Wahl der Werte, anhand derer eine Public-Health-Maßnahme bewertet wird, ist daher nicht trivial, und gerade unter einer spezifisch *ethischen* – nicht nur medizinischen/gesundheitswissenschaftlichen – Perspektive scheint es angeraten, über Mortalität, Morbidität und vielleicht ein zu eng gefasstes Verständnis von Lebensqualität hinauszugehen.

Es wird deutlich, dass (Public-Health-)Ethik auch der *Qualität* von Public Health dienlich ist bzw. erforderlich ist, um bestimmen zu können, was „Qualität" hier bedeuten sollte. Doch wie kann Ethik dabei helfen, mitzubestimmen, welche Werte oder Normen wir für Public Health verwenden sollten? Hierfür muss auf Theorien oder theoretische Ansätze der Ethik zurückgegriffen werden.

1.4 Theorien in der Ethik

„Theorie" klingt im Zusammenhang mit Ethik vielleicht zuerst etwas deplatziert. Soll es nicht darum gehen, im Alltag und vor allem im Beruf moralisch zu handeln oder wenigstens besser zu erkennen, wo moralische Problemlagen in der Praxis liegen? Inwieweit sind Theorien da hilfreich? Führen sie nicht eher von den wichtigen Aspekten weg?

Ja und nein – natürlich können Theorien auch sehr abstrakt sein, sodass der Praxisbezug sich nicht unmittelbar erschließt. Das muss nicht zwingend ein Makel der Theorie sein, sondern kann mit der Fragestellung und Zielsetzung der Theorie zusammenhängen. Jedoch sind Theorien für die Praxis unabdingbar. Jeder professionellen Handlung liegen theoretische Annahmen und Überzeugungen zugrunde, seien sie einem auch nicht immer (vollständig) bewusst. Und zuweilen müssen Theorien ganz bewusst eingesetzt werden, um die Praxis untersuchen und beispielsweise Lösungen für Probleme vorschlagen zu können.

BEISPIEL 1.4:

Stellen Sie sich vor, in Ihrem beruflichen Alltag begegnet Ihnen ein Patient, der unter Schmerzen leidet. Um dem Patienten helfen zu können, müssen Sie zumindest eine grobe Vorstellung von den möglichen Ursachen der Schmerzen haben.

Nach dem biopsychosozialen Schmerzkonzept wird die Wahrnehmung von *Schmerz* als komplexe Wechselwirkungen zwischen biologischen, psychischen und sozialen Faktoren betrachtet (vgl. Engel, 1977, S. 131 ff.). Schmerz ist also eine subjektive Wahrnehmung, welche nicht durch neuronale Signale der Nervenfasern bestimmt wird. Vielmehr ist es eine Wahrnehmung, welche über komplexe Vorgänge stark reguliert wird.

Ohne den fiktiven Fall an dieser Stelle weiter auszuführen, sollte deutlich geworden sein, wie „hilflos" Sie in dieser Situation wären bzw. wo Theorien in der Praxis helfen oder sogar essenziell sind. Nicht anders verhält es sich, wenn es um die *moralische* Praxis der Prävention geht. Auch dort werden Sie eher begründete Urteile fällen und Lösungen entwickeln können, wenn Sie dies auf Grundlage zumindest grober Vorstellungen darüber tun, welche Werte, Prinzipien, Normen oder Tugenden warum und wie angewendet werden (= Theorien).

Denn Theorien und theoretische Ansätze sind in der Ethik – wie übrigens in anderen Wissenschaften auch – „Arbeitsinstrumente" und kein bloßer Selbstzweck. Sie erfüllen in der Ethik verschiedene Funktionen. So sollen sie beispielsweise der Systematizität dienen, d. h. verschiedene Annahmen und inhaltliche Zusammenhänge logisch und begrifflich miteinander verbinden, damit sich ein „sinnvolles Ganzes" ergeben kann, das nicht mit unmittelbaren Selbstwidersprüchen konfrontiert ist. Insbesondere aber dienen Theorien der Ethik dazu, moralische Probleme zu identifizieren und zu analysieren (Welche Werte und Normen etc. sind involviert? Bestehen zwischen Prinzipien Konflikte? usw.), durchgeführte oder vorgeschlagene Einzelhandlungen oder Normen zu bewerten sowie Lösungen (Handlungsvorschläge) zu erarbeiten.

HINWEIS:

Ziel dieses Studienbuchs ist es nicht, in umfassender Weise in die verschiedenen Theorien in der Ethik einzuführen. Schließlich soll es uns um Public-Health-Ethik gehen, nicht allgemein um (philosophische) Ethik. Daher wird es im Folgenden darum gehen, Ihnen eine gewisse Grundorientierung zu ermöglichen. Für eine vertiefte Auseinandersetzung mit Theorien in der Ethik sei z. B. auf Pieper (2000) oder Düwell, Hübenthal und Werner (2011b) verwiesen. Einen praxisnäheren und weniger voraussetzungsvollen Einstieg geben Baggini und Fosl (2007; nur in englischer Sprache verfügbar).

1.4.1 Metaethische Theorien

Metaethische Theorien zeichnen sich durch hohe Abstraktheit aus. Das liegt gewissermaßen in der Natur der Sache der Metaethik. Daher wollen wir diese Theorien nicht allzu sehr vertiefen. Dennoch können metaethische Theorien unsere moralischen Debatten bereichern und vor allem dabei helfen, manche Gründe für eine etwaige moralische Meinungsverschiedenheit besser einordnen zu können.

Erkennbarkeit und Wahrheitsfähigkeit von Moral

Ein gutes Beispiel ist die metaethische Frage, inwieweit Moral und ihre Inhalte überhaupt Gegenstand der Erkenntnis sein können und inwieweit sie vernünftig begründet werden können. Die beiden grundlegenden Antworten auf diese Fragen geben zwei große Theorien bzw. Theorienfamilien: *Kognitivismus* und *Non-Kognitivismus* (vgl. Morscher, 2011; Düwell et al., 2011a, S. 11 ff.):

- Der **Kognitivismus** besagt, dass moralische Sätze (z. B. Normen) im Prinzip „wahr" und „falsch" sein können wie auch empirische Sätze (Empirie = *Erfahrung*), also Sätze auf Grundlage unserer alltäglichen Sinneserfahrung oder auf Grundlage wissenschaftlich kontrollierter Erfahrung. Zu sagen, es sei falsch, zu morden, wäre genauso wahr wie zu sagen, dass die Erde sich um die Sonne dreht. Entsprechend ist es prinzipiell möglich, andere Personen von einem anderen moralischen Urteil usw. zu überzeugen.

- Der **Non-Kognitivismus** besagt, dass moralische Sätze nicht „wahr" und „falsch" sowie moralische Urteile nicht in gehaltvoller Weise „richtig" oder „falsch", „gültig" oder „ungültig" sein können. Wenn, dann können sie bestenfalls subjektiv „richtig" oder „falsch" sein. Im Extremfall betrachtet man ein moralisches Urteil als bloßen Gefühlsausdruck, also als sogenannten *Emotivismus*. Dann ist es prinzipiell ausgeschlossen, dass andere Personen von einem anderen moralischen Urteil usw. überzeugt werden können.

Gültigkeitsanspruch von Moral

Mit der Frage des Kognitivismus und Non-Kognitivismus zumindest verwandt ist die Frage des *Relativismus* oder des *Universalismus* (vgl. Rippe, 2011; Düwell et al., 2011a, S. 15):

- Der **strenge Relativismus** besagt, dass nichts moralisch richtig oder falsch „an sich" ist, sondern immer nur in Relation zu einer Person, einer Gesellschaft oder einer historischen Epoche. Meinungsunterschiede bezüglich moralischer Fragen sind daher unüberwindbar, sofern nicht dieselbe Moral vertreten wird. Ein soziales Normengefüge und damit ein konfliktreduziertes Zusammenleben vieler Menschen wären kaum noch möglich; es wäre für die Individuen schwierig, im Alltag abzuschätzen, wie sich andere Individuen verhalten werden. Damit würde die gesellschaftliche Funktion der Moral (Konfliktregulierung) nicht mehr erfüllt werden. Daher wirkt der strenge Relativismus eher als „theoretische Spielerei" ohne große Bedeutung für das tatsächliche Leben.
- Nach dem **gemäßigten oder eingeschränkten Relativismus** kann es zwar einige moralische Normen oder Urteile geben, die relativ sind; das muss aber nicht für *alle* Normen und Urteile im gleichen Umfang gelten – vor allem nicht für Grundnormen des menschlichen Zusammenlebens, wie der Schutz von Leib und Leben, das grundsätzliche Verbot von Betrug usw. (vgl. Pieper, 2000, S. 51). Diese Theorie erlaubt es, davon auszugehen, dass es zwar nicht die „eine wahre Moral" gibt, aber durchaus „bessere" und „schlechtere" Moralen.
- Der **Universalismus** besagt, dass zumindest manche moralische Normen oder Urteile universell sein können und damit für alle gelten, weshalb es zumindest denkbar bleibt, dass es „eine wahre Moral" geben könnte (dies muss aber nicht

zwingend der Fall sein). Moralische Meinungsunterschiede können daher – zumindest im Prinzip – vernünftig überwunden werden durch vernünftige Argumentation, Betrachtung der empirischen Folgen von Handlungsweisen, durch Aufbringen von Toleranz und Offenheit usw.

Schutzbereich der Moral (moralischer Status)

Ferner gibt es metaethische Theorien, die etwas darüber aussagen, *wer* oder *was* überhaupt in den Genuss des Schutzes der Moral kommen kann (Frage des „moralischen Status"), also wem gegenüber z. B. moralische Verpflichtungen bestehen können (vgl. Alzmann, 2016, S. 35 f.):

- Der **Anthropozentrismus** besagt, dass nur Menschen einen moralischen Schutz verdienen, nicht jedoch Tiere oder die Umwelt usw. Andere Lebewesen oder Dinge erhalten höchstens über die Interessen von Menschen einen gewissen Schutz (z. B. das Interesse, die eigene Hauskatze nicht leiden zu sehen). Dabei wird aber i. d. R. die bloße Spezieszugehörigkeit als unzureichendes Kriterium moralischer Schutzwürdigkeit betrachtet, da ähnlich wie beim Rassismus ein moralisch irrelevantes Zugehörigkeitsmerkmal verwendet wird (sogenannter *Speziesismus*). Vielmehr werden Kriterien verwendet, die Menschen im Allgemeinen zukommen (z. B. Selbstbewusstsein, Vernunft, Sprachfähigkeit, Vertragsfähigkeit usw.). Allerdings kann dies je nach gewähltem Kriterium bedeuten, dass nur erwachsene und gesunde Menschen einen moralischen Schutzanspruch haben, während beispielsweise Föten und Kleinkinder, aber auch kognitiv stark eingeschränkte sowie erheblich demente Erwachsene dies nicht haben und nur über die Interessen von anderen Menschen geschützt werden.
- Laut dem **Pathozentrismus** verdient alles, was Leid (Schmerz, Belastung, Sorge etc.) empfinden kann, moralischen Schutz. Dies gilt somit insbesondere für höhere Tiere wie z. B. Säugetiere. Ein abgestufter Pathozentrismus erlaubt es, je nach Grad an Leidensfähigkeit und kognitiver Fähigkeit (= Bewusstheit eines schmerzvollen Zustands) den Schutz entsprechend abzustufen. So hat z. B. ein Schimpanse eine höhere Schutzwürdigkeit als eine Schnecke. Allerdings kann ein strikter Pathozentrismus dazu führen, dass ein ausgewachsener, ge-

sunder Schimpanse aufgrund höherer Leidensfähigkeit als moralisch schutzwürdiger betrachtet wird als ein kognitiv schwer beeinträchtigter neugeborener Mensch.

- Nach dem **Biozentrismus** verdient alles, was lebt, moralischen Schutz - inklusive Pflanzen. Auch hier sind abgestufte Varianten möglich; dennoch hat im Grunde selbst ein Insekt einen Anspruch auf moralischen Schutz und darf daher nicht der bloßen Verfügbarkeit des Menschen ausgesetzt werden.

Metaethik und Public-Health-Ethik

Dies wirkt z. T. schon recht abstrakt, und Sie mögen sich fragen, warum solche Theorien für eine Public-Health-Ethik eine gewisse Relevanz haben könnten.

Zum einen legen solche metaethischen Theorien den Rahmen fest, innerhalb dessen eine Public-Health-Ethik überhaupt glaubhaft „funktionieren" kann.

BEISPIEL 1.5:

Wenn Sie überzeugter, starker Non-Kognitivist und zugleich starker Relativist wären, würde sich die Frage aufdrängen, warum man sich mit Public-Health-Ethik beschäftigen soll. Sie würden dann bestreiten, dass man sowohl vernünftig über moralische Themen miteinander sprechen und gemeinsame Lösungen finden kann, dass es dabei überhaupt „Wahrheit" geben kann, als auch dass es moralische Werte und Normen geben kann, die Anspruch erheben können, für eine Vielzahl von anderen Personen verbindlich zu sein. Jeglicher ethischer Orientierungsrahmen für Public Health wäre bloße Willkür. Wären Sie dagegen Pathozentrist, könnte es sein, dass Sie Public-Health-Maßnahmen konsequenterweise auch dahingehend bewerten müssten, ob sie z. B. Tiere schädigen.

So wird klar, dass wir im Folgenden nicht von einem starken Relativismus ausgehen und wenigstens eine Form des gemäßigten Relativismus voraussetzen müssen, damit das Betreiben von Public-Health-Ethik sinnvoll bleibt.

Zum anderen können solche Theorien helfen, moralische Meinungsunterschiede besser zu verstehen. Je nach konkretem Anthropozentrismus - wenn Sie einen solchen vertreten würden – würden Sie z. B. bei der Frage des Schwangerschaftsabbruchs eine andere moralische Überzeugung haben. Wenn z. B. Selbstbewusstsein essenziell für moralische Schutzwürdigkeit ist, wird ein Fötus erst mal keinen moralischen Schutz an sich genießen, sondern diesen nur über die möglichen Interessen der Eltern zugestanden bekommen. Das kann moralische Argumentationen transparenter und nachvollziehbarer machen und verdeutlichen, um welchen Konfliktpunkt es vorrangig geht bzw. worin genau die Meinungsverschiedenheit besteht. Das ist dann, wenn der Konflikt nicht aufgelöst werden kann, oft ein erster Weg zu einem besseren Verständnis der „Gegenseite".

1.4.2 Normativ-ethische Theorien

Ungeachtet der Frage, wie sich z. B. moralische Normen begründen lassen oder ob es universalistische Normen geben kann, muss die Frage beantwortet werden, *woran* aus ethischer Perspektive festgemacht werden kann, ob eine Handlung oder eine moralische Norm „tatsächlich" moralisch richtig oder falsch ist.

Denn aus ethischer – und nicht nur moralischer – Sicht genügt schließlich der bloße Verweis auf eine bestehende Moral gerade *nicht* mehr. Es geht dann darum, ob diese Moral bzw. ihre Inhalte (Werte, Normen, Tugenden etc.) ethisch betrachtet verteidigt werden können. Anders gesagt, spielen die Maßstäbe zur Bewertung von (bestehenden oder hypothetischen) Moralen und ihrer Inhalte die zentrale Rolle. Normativ-ethische Theorien bzw. Moraltheorien sollen solche Maßstäbe zur Verfügung stellen können. Auch diese können aber nur exemplarisch vorgestellt werden.

BEISPIEL 1.6:
Stellen Sie sich vor, eine Ärztin führt eine invasive Maßnahme ohne explizite Zustimmung des wachen und einwilligungsfähigen Patienten durch. Ist dies falsch (unmoralisch), weil hier berufliche Konventionen oder das Recht auf Selbstbestimmung missachtet werden? Schließlich hat die Ärztin die Pflicht, die Selbstbestimmung des Patienten zu respektieren.

Oder ist diese Situation ethisch erst zu bewerten, wenn Sie die (vor allem auch medizinischen) Folgen der Intervention kennen? Denn wenn der Patient geheilt wird, kann das Vorgehen ja nicht so falsch (unmoralisch) gewesen sein, oder?

Diese zwei Perspektiven entsprechen zwei großen Theoriefamilien. Es sind die *deontologischen Theorien* (von altgriech. *to deon*, zu Deutsch: *die Pflicht*) und die *konsequentialistischen* (von lat. *consequi*, zu Deutsch: *Folgen*) oder *teleologischen Theorien* (von altgriech. *telos*, zu Deutsch: *Ziel, Zweck*).

Deontologische Theorien

Wenn Sie argumentieren, dass die Handlung der Ärztin in der oben geschilderten Situation *intrinsisch* („in sich") moralisch falsch war, so argumentieren Sie deontologisch (vgl. Schöne-Seifert, 2011, S. 16). Wer einer solchen Theorie folgt, denkt vorwiegend in moralischen **Pflichten** von Akteuren (vgl. Baggini/Fosl, 2007, S. 64) und den damit korrespondierenden **Rechten** jener Personen, die von den Handlungen des Akteurs betroffen sind. Die moralische Pflicht beispielsweise, jemanden nicht zu ermorden, korrespondiert mit dem Recht anderer Personen, nicht getötet zu werden. Moral wird als ein Gefüge moralischer Pflichten gesehen, die an Akteure gestellt werden, teilweise speziell im Kontext ihrer sozialen oder beruflichen Rollen (z. B. Elternschaft, Mitglied der Ärzteschaft usw.). Manche deontologische Theorien stellen aber auch stärker die Rechte in den Mittelpunkt.

! Vereinfacht gesagt ist also eine Handlung oder eine Norm nach Maßgabe **deontologischer Theorien** dann (intrinsisch) moralisch richtig, wenn dabei nach den jeweils als gültig erachteten Pflichten gehandelt wird bzw. die (damit korrespondierenden) Rechte geachtet werden. Ist dem nicht so, wäre eine Handlung als moralisch falsch zu betrachten.

Die Befolgung von Pflichten erfolgt zunächst unter Absehung möglicher Folgen von Handlungen (vgl. Baggini/Fosl, 2007, S. 64). Zentral ist nicht, was eine Handlung „bewirkt", sondern ob eine als gültig erachtete Pflicht dadurch ausreichend erfüllt und Rechte dadurch nicht verletzt werden. Allerdings sind nicht alle deontologischen Ansätze „folgenblind". Das heißt, auch solche Ansätze können die Folgen von Handlungen mitberücksichtigen (vgl. Baggini/Fosl, 2007, S. 66); nur machen sie die moralische Bewertung einer Handlung nicht *ausschließlich* an ihnen fest (vgl. Werner, 2011, S. 122; vgl. auch nächster Abschnitt zu konsequentialistischen Theorien). Zudem spielen die *Absichten* (Intentionen) der Akteure eine Rolle für die moralische Bewertung (vgl. Werner, 2011, S. 126). Wer eine bestimmte unerwünschte Handlungsfolge nicht intendiert, also nicht beabsichtigt/gewollt hat, ist moralisch weniger dafür zu kritisieren als jemand, der die Handlungsfolge intendiert hatte. Deshalb gibt es nach Maßgabe dieser Theorien einen moralisch relevanten Unterschied zwischen „aktivem Tun" und „bloßem Geschehenlassen" (vgl. Werner, 2011, S. 126).

Die Befolgung von Pflichten und/oder deren Begründung sollte sich an Moralprinzipien orientieren und nicht beispielsweise an persönlichen Gefühlslagen (vgl. Baggini/Fosl, 2007, S. 64). Welche das sein könnten, beantworten verschiedene Theorien naturgemäß unterschiedlich (vgl. Pieper, 2000; Baggini/Fosl, 2007; Beauchamp/Childress, 2007, S. 387 ff.; Schöne-Seifert, 2011, S. 16 f.; Düwell et al., 2011b):

- **Kantianische Pflichtethik:** Eines der bekanntesten deontologischen Moralprinzipien ist der Kategorische Imperativ von Immanuel Kant (1724–1804) in der sogenannten Universalisierungsformel: „Handle nur nach derjenigen Maxime, durch die du zugleich wollen kannst, dass sie ein allgemeines Gesetz werde" (Kant, 1998, S. 421, Erstausgabe 1785). Nur wenn ich *vernünftigerweise* wollen kann, dass alle anderen Personen die Handlungsweise, die ich umsetzen will, auch umsetzen werden (so, als sei es geradezu ein „Naturgesetz"), kann die Handlung moralisch und damit eine bestimmte Pflicht ethisch rechtfertigbar sein. Will ich lügen, so sagt mir der Kategorische Imperativ, dass das nicht *verallgemeinerbar* ist: Ich kann nicht vernünftigerweise wollen, dass alle lügen. Daher ist es unmoralisch, zu lügen.
- **Diskursethik:** Als eine gewissermaßen modernisierte Version der Kantianischen Pflichtethik besagt das diskursethische Moralprinzip: „Handle nur nach derjenigen Handlungsnorm, der alle Vernunftwesen und alle von der Handlungsnorm möglicherweise Betroffenen in einem unbegrenzten (offenen), zwanglosen argumentativen Diskurs zustimmen könnten" (Mertz et al.,

2014, S. 95). Welche Norm ethisch rechtfertigbar ist, kann sich nur durch eine vernünftige und faire Diskussion ergeben, bei der versucht werden muss, alle relevanten Argumente, Gesichtspunkte und Interessen von Betroffenen zu berücksichtigen.

- **Gerechtigkeitstheorien:** Handlungen und Normen müssen grundlegenden Geboten der Fairness genügen, um ethisch rechtfertigbar zu sein (z. B. nach einem Prinzip der Unparteilichkeit – niemand wird willkürlich bevorzugt oder benachteiligt – oder einem Prinzip der gleichen Freiheit für alle Personen). Aus diesen Prinzipien folgen i. d. R. die Rechte einer Person, die von allen anderen Personen zu achten sind.
- **Vertragstheorien (Kontraktualismus):** Nach solchen Theorien beruht Moral auf einem hypothetischen (gedachten) Vertrag zwischen rationalen Personen, die ihr aufgeklärtes Eigeninteresse optimal verfolgen (u. a. auf Grundlage eines Prinzips des prozeduralen Konsentismus – es muss rationale Verfahren geben, durch die man sich auf gemeinsame Lösungen einigen kann, die dann für alle „Vertragspartner" verbindlich sind –, oder eines Prinzips der gleichen Freiheit). Aus eigenem Interesse werden daher wechselseitig bestimmte Rechte geachtet – z. B. Rechte auf Leben, Wohlergehen, Eigentum usw. – und die jeweils eigene Freiheit eingeschränkt. Handlungen und Normen sind dann ethisch rechtfertigbar, wenn sie mit solchen Rechten konform gehen.
- **Common-Morality-Ansätze/Pflichtethik in einem schwachen Sinne:** Diese Ansätze verzichten auf übergeordnete Moralprinzipien, folgen aber dessen ungeachtet deontologischen Grundüberlegungen. Sie verankern beispielsweise eine unterschiedliche Anzahl an Pflichten in einer sogenannten *Common Morality*. Diese bezeichnet eine Theorie darüber, welche moralischen Regeln so grundlegend sind, dass jede „moralisch seriöse Person" – d. h. eine z. B. nicht an Soziopathie leidende Person – sie selber einsehen kann und unbewusst anwenden wird (beispielsweise nicht zu töten, keine Schmerzen zu verursachen, Versprechen einzuhalten, nicht zu betrügen, übernommene Pflichten zu befolgen usw.). Andere Ansätze beziehen sich (auch) auf historisch

gewachsene soziale und vor allem auch berufliche Rollen mit ihren Pflichten und/oder übernehmen Rechte aus dem Rechtssystem – wodurch solche ethischen Ansätze oft nahe an bestehenden Moralen orientiert bleiben.

Die jeweiligen Pflichten und Rechte können in hierarchischen Beziehungen stehen. Das heißt, es kann höherrangige und niederrangige Pflichten und Rechte geben. Dies kann deshalb wichtig sein, weil Pflichten miteinander in Konflikt stehen können, demnach also nicht allen bestehenden Pflichten gleichzeitig gefolgt werden kann (*Dilemma-Situation*). Dann ist die höherrangige Pflicht zu befolgen (vgl. Baggini/Fosl, 2007, S. 65). Allerdings ist die Rangfolge von Pflichten keineswegs immer geklärt oder einsichtig, weshalb es zu *Abwägungen* zwischen verschiedenen Pflichten bzw. Rechten und Ausnahmeregelungen kommen kann (vgl. Werner, 2011, S. 124).

Da nicht alle Handlungen in einer deontologischen Theorie zwingend durch Gebote oder Verbote abgedeckt werden, gibt es einen beachtlichen Bereich des moralisch Erlaubten – also Handlungen, die man *tun darf*, aber *nicht tun muss* (vgl. Werner, 2011, S. 126). Dies lässt Raum für Handlungen, die über das ethisch Geforderte oder die Pflichterfüllung hinausgehen, also nicht gefordert, aber moralisch wünschens- und lobenswert sind – sogenannte supererogatorische Handlungen (vgl. Werner, 2011, S. 126; Baggini/Fosl, 2007, S. 65).

BEISPIEL 1.7:

Nach einer deontologischen Ethik muss es nicht zwingend unmoralisch sein, sich als Bürger/-in eines hochindustrialisierten Landes *nicht* für die Bekämpfung des „Welthungers" zu engagieren. Die Reichweite von Pflichten einzelner Akteure ist von vornherein beschränkt – kein Akteur kann Pflichten gegenüber „der ganzen Welt" haben. Zudem ist es nicht die Intention des Akteurs, mit seinen Handlungen dafür zu sorgen, dass jemand anderes hungern muss. Wenn dies ein Effekt der Handlungen ist, so ist dieser nicht gewollt und ist nicht Folge eines aktiven Tuns, sondern höchstens eines Geschehenlassens. Sich für die Bekämpfung von Hunger in anderen Ländern zu engagieren, kann also keine moralische Pflicht sein; sehr wohl kann es aber dennoch moralisch *wünschenswert* sein (= supererogatorisch).

Ein typischer Kritikpunkt an deontologischen Theorien ist die mögliche Rigidität (Starrheit) der Pflichten und ihrer Befolgung, die damit zusammenhängt, dass Folgen von Handlungen je nachdem keine oder nur eine untergeordnete Rolle bei der moralischen Bewertung spielen (vgl. Baggini/Fosl, 2007, S. 65 f.; Werner, 2011, S. 122). Gerade die Kantianische Pflichtethik ist bekannt dafür geworden, dass sie selbst Handlungen, die wir intuitiv als moralisch problematisch einstufen würden, zugunsten der konsequenten Befolgung von (absoluten) Pflichten als moralisch geboten betrachtet. So darf nach Kant z. B. unter keinen Umständen gelogen werden, selbst wenn durch eine Lüge ein unschuldiges Leben gerettet werden könnte (entsprechend einer Handlungsfolge). Jedoch sind nicht alle deontologischen Theorien so rigide (vgl. Baggini/Fosl, 2007, S. 65).

Als eine der Stärken deontologischer Ansätze gilt ihre Möglichkeit, *absolute* Pflichten zu begründen, also Pflichten, die gerade *nicht* durch die konkreten Umstände oder durch subjektive Zwecksetzungen aufgehoben werden können; unsere weithin geteilten Vorstellungen von *Menschenwürde* und *Menschenrechten* z. B. sind in der üblichen Form eigentlich nur deontologisch begründbar (vgl. Werner, 2011, S. 126).

Konsequentialistische Theorien

Erinnern Sie sich an die Ärztin aus dem Beispiel 1.6, die ohne zu fragen eine invasive Maßnahme an einem Patienten vorgenommen hat? Mit dem Hinweis auf die medizinischen Folgen wurde eine Perspektive für die ethische Bewertung eingeführt, die allein auf das medizinische Ergebnis schaut. Weitere mögliche Folgen ihres Vorgehens könnten aber auch sein, dass sich der Patient übergangen fühlt oder psychisch verletzt wird, das Vertrauen zu der Ärztin verliert oder generell der Ärzteschaft nun weniger vertraut. Wenn der Fall bekannt wird, könnte allgemein ein schlechtes Bild auf die medizinische Praxis geworfen werden und andere Arzt-Patienten-Verhältnisse könnten zukünftig belastet werden.

Sie merken bereits, dass sich die Begründungen von den deontologischen Ansätzen recht unterscheiden. Dies liegt daran, dass in konsequentialistischen Ansätzen Pflichten und deren Befolgung eine sehr untergeordnete Rolle spielen. Denn ob eine Handlung oder eine Norm moralischen Ansprüchen genügt, wird *ausschließlich* an den (kausalen) Folgen einer Handlung oder Norm festgemacht (vgl. Hübenthal, 2011, S. 66; Schöne-Seifert, 2011, S. 17); auch die Intention der Akteure ist selten von

Bedeutung (vgl. Bagini/Fosl, 2007, S. 56). Die in der Deontologie anzutreffende Unterscheidung zwischen Tun und Unterlassen bzw. Geschehenlassen ist im Konsequentialismus oft irrelevant, da es eben nur um die Folgen geht - gleichgültig, ob diese gewollt waren oder nicht (vgl. Birnbacher, 2011, S. 106).

> Vereinfacht gesagt ist eine Handlung oder eine Norm nach Maßgabe **konsequentialistischer Theorien** dann moralisch richtig, wenn dabei die absehbaren Folgen der Handlung oder der Norm in einer jeweils genauer zu bestimmenden Weise positiv ausfallen. Ist dem nicht so, wäre eine Handlung als moralisch falsch zu betrachten.

Jedoch geht es nicht um irgendwelche beliebigen Folgen, sondern nur um jene, die nach der jeweiligen Theorie als moralisch relevant einzustufen sind. Dadurch geht es solchen Theorien auch oft um den Zweck oder das Ziel einer Handlung; sie werden daher auch „teleologische Theorien" genannt (vgl. Hübenthal, 2011, S. 61). Doch was für Folgen und Ziele könnten das sein? Hier geben verschiedene Theorien unterschiedliche Antworten (vgl. Pieper, 2000; Baggini/Fosl, 2007; Schöne-Seifert, 2011, S. 17; Düwell et al., 2011b; Hübenthal, 2011; Birnbacher, 2011):

- **Utilitarismus:** Eine der bekanntesten konsequentialistischen Theorien ist der Utilitarismus (von lat. *utilitas*, zu Deutsch: *Nutzen*). Er folgt einem übergeordneten Moralprinzip, das besagt, dass jene Handlung moralisch vorzuziehen sei, welche den „Gesamtnutzen" (= absehbare Folgen der Handlung) maximiert, also jener Nutzen, bei dem bereits allfällige Nutzengewinne und Nutzenverluste einer Handlung auf- und abgerechnet wurden. Für den Utilitarismus ist *Nutzen* der einzige existierende Wert. Mit *Nutzen* ist aber nicht „ökonomischer Nutzen" oder „gesellschaftlicher Nutzen" und dergleichen gemeint. *Nutzen* bezeichnet entweder Leidvermeidung und Zuwachs an Glück oder Wohlbefinden (*hedonistischer Utilitarismus*) oder die Erfüllung von Wünschen (Präferenzen) sowie die Realisierung von Interessen von Personen (*Präferenzutilitarismus*). Nach dem Utilitarismus müssen die Folgen unparteiisch bewertet werden - „jede/r zählt gleich viel". Das heißt, es ist nicht erlaubt, bei einer Person den Nutzen zu „vernachlässigen", egal, wie hoch die räumliche oder soziale Distanz zu ihr ausfällt; es ist stets jene Handlung oder Norm ethisch gerechtfertigt, die am meisten Nutzen generiert oder voraussichtlich generieren wird.

- **Eudaimonismus:** Die Zwecke oder Ziele einer Handlung oder Norm sind nach solchen Ansätzen jene, die die Bedingungen eines „guten Lebens" (altgriech. *eudaimonia*) für jeden Einzelnen sichern oder verbessern können. Für die Bestimmung, was ein „gutes Leben" ausmacht, wird oft auf Tugenden zurückgegriffen - daher werden solche Ansätze auch den *Tugendethiken* zugeordnet - oder auf grundlegende Fähigkeiten, die einer Person ermöglicht werden müssen, um ein „gutes Leben" führen zu können (z.B. Fähigkeit zu leben, leibliches Wohl zu erleben, Beziehungen zu führen, Freizeit zu genießen usw.).
- **Wertethik:** Nach solchen Theorien sind Handlungen und Normen danach zu bewerten, inwieweit sie (objektive) Werte verwirklichen können (z.B. „Autonomie"); zumindest muss das Ziel einer Handlung sein, nicht einem bestimmten, als verbindlich betrachteten Wert zuwiderzuhandeln.

Nach dem Konsequentialismus - vor allem nach dem Utilitarismus - kann zumindest im Prinzip stets bestimmt werden, welche Handlung oder Norm moralisch richtig ist: Es wird immer jene sein, die am meisten Nutzen generiert bzw., allgemeiner gesprochen, am stärksten die moralisch gewünschten Folgen mit sich bringt (vgl. Werner, 2011, S. 126). Dadurch gibt es in solchen Ansätzen einen nur eher kleinen Bereich des moralisch Erlaubten - es kann mehr oder weniger immer eine Handlung als moralisch geboten bestimmt werden (bzw. als moralisch besser als die Handlungsalternativen). Entsprechend gibt es im Konsequentialismus keine supererogatorischen Handlungen (also Handlungen über die Pflicht hinaus). Genauso wenig gibt es absolute Pflichten.

BEISPIEL 1.8:

Betrachten wir das Beispiel mit der Bekämpfung des „Welthungers". Der deontologische Ansatz wird dies, wie oben andiskutiert, eher nicht als moralische Pflicht verstehen. Ein Utilitarist dagegen wird das ganz anders beurteilen. Schließlich müssen das Leid und das Glück, die Wünsche und Interessen *aller* Personen unparteiisch berücksichtigt werden, die von den Folgen unserer Handlungen betroffen sind – und dies schließt im Konsequentialismus gerade eben auch Unterlassungen mit ein. Gäbe es also eine Handlungsweise, die den Gesamtnutzen maximiert, der hier auch die Verbesserung der Situation in anderen Ländern miteinschließt, so sind wir moralisch dazu verpflichtet, genau diese Handlung zu verfolgen; und dies auch dann, wenn sie für uns selbst nachteilig wirkt (unsere eigenen Nutzenverluste und Nutzengewinne wiegen nicht höher als andere Nutzenverluste und Nutzengewinne).

Ein Standardeinwand gegen den Konsequentialismus, vor allem in Form des Utilitarismus, ist u.a. die moralische, aber auch praktische Überforderung, die solche Theorien mit sich bringen können (vgl. Gesang, 2003, S. 98 ff.): Gerade in einer globalisierten Welt ist man als einzelner Akteur plötzlich in einem erheblichen Umfang mitverantwortlich für viele moralische Missstände, die man als einzelner Akteur aber niemals bewältigen kann. Auch wird dem Utilitarismus oft vorgeworfen, letztlich keine unveräußerlichen Rechte (wie die Menschenwürde) sichern zu können (vgl. Birnbacher, 2011, S. 104; Gesang, 2003, S. 8). Damit hängt auch der Vorwurf zusammen, dass der Utilitarismus es erlaube – zumindest nicht verunmögliche –, Interessen einer Minderheit für die Interessen einer Mehrheit zu opfern, wenn der Gesamtnutzen entsprechend ausfällt (vgl. Gesang, 2003, S. 51; Baggini/Fosl, 2007, S. 58).

Als Stärke des Konsequentialismus wird dagegen angeführt, dass er ein empirisches Kriterium für die moralische Richtigkeit anbietet (die Folgen von Handlungen) (vgl. Baggini/Fosl, 2007, S. 56), situationsangemessen bleiben kann – also nicht in Rigidität von festgelegten Pflichten etc. verfällt – und in vielen Fällen keine Pflichtenkollisionen mit schwierigen Abwägungsprozessen kennt.

ÜBUNG 1.3:
Überlegen Sie sich, welche metaethischen und normativ-ethischen Theorien Sie (eher) vertreten würden und warum.

Normativ-ethische Theorien und Public-Health-Ethik

Müssen Sie sich für die Public-Health-Ethik nun strikt für eine deontologische oder konsequentialistische Theorie entscheiden? Die kurze Antwort ist: *nein*. Die längere Antwort ist, dass eine Grundausrichtung an der einen oder anderen Theoriefamilie durchaus einen Einfluss darauf haben kann, wie Sie konkrete Public-Health-Maßnahmen bewerten werden – und das selbst dann, wenn Sie darauf verzichten, strikt nur eine einzelne normativ-ethische Theorie zu verwenden und sich an den weiter unten vorgestellten Prinzipien einer Public-Health-Ethik (vgl. Kap. 1.5) orientieren. Je nach Neigung zu deontologischen oder konsequentialistischen Theorienfamilien kann es sein, dass Sie bestimmte Prinzipien bei Abwägungsprozessen besonders gewichten werden. Daher ist es sinnvoll, sich und anderen darüber Rechenschaft geben zu können, ob man einer dieser zwei grundlegenden Richtungen in der normativen Ethik eher zugetan ist.

Hinzu kommt, dass in der Public-Health-Ethik theoretisch sowohl deontologische als auch konsequentialistische, insbesondere utilitaristische Erwägungen zugrunde gelegt werden (vgl. Kap. 1.5). Es ist daher hilfreich, nachvollziehen zu können, von „wo" ein Prinzip in der Public-Health-Ethik stammt.

Nicht zuletzt vergrößert das Wissen um normativ-ethische Theorien generell die „ethische Wahrnehmungsfähigkeit". Normativ-ethische Theorien wirken sozusagen wie „Brillen", die wir anziehen, um ethisch auf die Welt zu schauen, und die unterschiedliche Dinge hervorheben, z. B. Pflichten, Rechte, Folgen, Tugenden etc. Damit kann eine umfassendere ethische Einschätzung gewonnen werden; allfälligen Verkürzungen der Wahrnehmung, wenn nur eine einzelne Theorie verwendet wird, kann entgegengewirkt werden. Dies kann für eine Public-Health-Ethik, die mit vielschichtigen Problemlagen konfrontiert ist, nur begrüßenswert sein.

Ansätze der angewandten Ethik/Prinzipienethik

Deontologie und Konsequentialismus sind, wie wir gesehen haben, typische Beispiele für Moraltheorien, die in der allgemeinen normativen Ethik entwickelt und diskutiert werden. Seit der Entstehung der angewandten Ethik wird debattiert, ob solche Moraltheorien für die Aufgaben einer angewandten Ethik ausreichend sind (vgl. Rehmann-Sutter, 2011, S. 248 f.; Wiesing/Marckmann, 2011, S. 275). Die Vorstellung, dass solche Theorien einfach auf konkrete Problemfälle in einer Bereichsethik „angewendet" werden können, liegt nahe. Es zeigt sich rasch, dass dies oft zu Verkürzungen der moralischen Komplexität realer Problemlagen z. B. im Gesundheitswesen führen kann. Auch gilt als problematisch, dass gesellschaftlich keine Moraltheorie entschieden bejaht oder verneint wird.

Daher haben sich historisch relativ schnell spezifische Ansätze der angewandten Ethik herausgebildet, die eine „integrativere" Zugangsweise verfolgen und versuchen, die oben erwähnte umfassendere „ethische Wahrnehmungsfähigkeit" im jeweiligen Handlungsbereich zu verbessern. Diese Ansätze sind z. B. die *Kasuistik*, die *Care-Ethik* und insbesondere die *Prinzipienethik* (oder „Prinziplismus") (vgl. Rehmann-Sutter, 2011, S. 249 f.; Schöne-Seifert, 2011, S. 15 ff.). Im Folgenden wollen wir nur auf die Prinzipienethik näher eingehen, da diese in der Public-Health-Ethik besonders vertreten wird (vgl. Rehmann-Sutter, 2011, S. 249; Schöne-Seifert, 2011, S. 15).

Eine Prinzipienethik ist ein Ansatz, der davon ausgeht, dass es in einem Handlungsbereich (= Bereichsethik) bestimmte allgemeine Normen oder „Gesichtspunkte" gibt, die Handlungen und Entscheidungen in diesem Handlungsbereich besonders auszeichnen. Diese allgemeinen Normen werden „Prinzipien" genannt (daher „Prinzipienethik"), genauer *Prinzipien mittlerer Reichweite*. Damit ist gemeint, dass diese Prinzipien keine übergeordneten Moralprinzipien sind (wie der Kategorische Imperativ oder das utilitaristische Maximierungsprinzip, vgl. Kap. 1.4), sondern sich „zwischen" solchen abstrakten Moralprinzipien auf der einen und konkreten Normen auf der anderen Seite bewegen. Die Prinzipien gelten als *prima facie* gültig, müssen also befolgt werden, sofern es in einem konkreten Einzelfall keine Gründe gibt, die dagegensprechen (bzw. z. B. dafürsprechen, eine Handlung vorzunehmen, die einem anderen Prinzip folgt).

Meistens wird diesen Prinzipien von den Praktikern/Praktikerinnen im jeweiligen Handlungsbereich weitgehend zugestimmt, da sie i. d. R. nahe an der jeweiligen Praxis entwickelt werden. Sie gehen bewusst über eine bloße Beschreibung bestehender Moral hinaus und bedienen sich u. a. normativ-ethischer Theorien (vgl. Kap. 1.4), um Prinzipien und deren Bedeutung festzulegen. Daher können solche Ansätze Prinzipien aufführen, die aus ethischer Sicht in der (gegenwärtigen) Praxis noch zu wenig beachtet werden, ohne insgesamt Gefahr zu laufen, die Prinzipien zu praxisfern zu gestalten.

Die bekannteste Prinzipienethik ist der Vier-Prinzipien-Ansatz für die Medizinethik von Beauchamp und Childress (Beauchamp/Childress, 2009), der besagt, dass in der Medizin folgende vier Prinzipien entscheidend sind:

- Respekt vor der Patientenautonomie
- Nichtschaden
- Wohltun/Fürsorge
- Gerechtigkeit

Weitere Beispiele für Prinzipienethiken finden sich in der klinischen Forschungsethik (vgl. Emanuel et al., 2008) und in der Public-Health-Ethik.

1.5 Prinzipien der Public-Health-Ethik

In dem hier verwendeten Prinzipienethik-Ansatz sollen sieben Prinzipien den normativen Referenzrahmen der Public-Health-Ethik bilden. Es gibt kein „Superprinzip", welches die anderen überragt, und damit auch keine eindeutigen Gewichtungsvorgaben, welche einen Dissens bei Abwägungen auflösen könnten (vgl. Strech et al., 2012; Schröder-Bäck, 2014):

1. Wohltun (oder Fürsorge)
2. Nichtschaden
3. Gemeinwohlorientierung
4. Effizienz
5. Verhältnismäßigkeit
6. Respekt der Autonomie

7. Gerechtigkeit

In Tab. 1.1 werden die sieben Prinzipien kurz vorgestellt; die Ausführungen zu den Prinzipien füllen jedoch teilweise ganze Bücher. Für eine ausführlichere Erläuterung eignet sich u. a. das Buch „Ethische Prinzipien für die Public-Health-Praxis" (Schröder-Bäck, 2014) sowie in englischer Sprache die „Principles of Biomedical Ethics" (Beauchamp/Childress, 2009).

Tab. 1.1: Prinzipienansatz für Public-Health-Ethik: Vorstellung der sieben Prinzipien (vgl. Schröder-Bäck, 2014, S. 241 ff.; Beauchamp/Childress, 2009, S. 99)

Prinzip	Erläuterung des Prinzips
Wohltun oder Fürsorge	Dieses Prinzip verpflichtet zu aktivem Handeln, um das Wohl – insbesondere Leben, Gesundheit und Lebensqualität – von Individuen zu fördern. Auch fordert es, weiteren möglichen Schaden abzuwenden. Bei der Anwendung sollten die individuellen Wünsche, Ziele und Wertvorstellungen berücksichtigt werden (vgl. *Respekt der Autonomie*). Das Wohltun-Prinzip steht häufig in Konflikt mit dem Autonomie-Prinzip und dem Nichtschaden-Prinzip. Als Gegengewicht zu dem am Kollektiv ausgerichteten Prinzip der *Gemeinwohlorientierung* betont *Wohltun* auch die Perspektive des Individuums. Das Prinzip ist sowohl deontologisch als auch konsequentialistisch begründet.
Nichtschaden	Dieses Prinzip fordert, schädliche Handlungen zu unterlassen oder, sobald schädliche Wirkungen erkannt werden, die Handlung abzubrechen. Auch hier sind neben objektiven Schadenspotenzialen die subjektiven Empfindungen zu berücksichtigen. Oft ergeben sich Schadenspotenziale aus nicht beabsichtigten Folgen oder Nebenwirkungen. Im Rahmen von Public-Health-Maßnahmen können diese innerhalb und außerhalb der primären Zielgruppe liegen. Auch dieses Prinzip hat sowohl deontologische als auch konsequentialistische Wurzeln.
Gemeinwohl-orientierung	Dieses Prinzip betont, dass es Public-Health-Maßnahmen nicht nur um die Förderung des Wohls Einzelner geht (wie u. a. bei dem Prinzip *Wohltun*), sondern vor allem auch darum, das Gemeinwohl zu fördern, d. h. hier: Gesundheit zu maximieren. „Gesundheitsmaximierung" impliziert, dass es darum gehen soll, dass eine Mehrheit von der Maßnahme profitiert („der größte Nutzen der größten Zahl") – auch dann, wenn einzelne Personen nicht profitieren können. Dieses Prinzip beruht stark auf utilitaristischen und damit konsequentialistischen Überlegungen.

Prinzip	Erläuterung des Prinzips
Effizienz	Effizienz ist das Gebot, mit den zur Verfügung stehenden Ressourcen möglichst verantwortungsvoll umzugehen und Ressourcen nicht verschwenderisch einzusetzen, sodass sie z. B. für andere Maßnahmen nicht mehr zur Verfügung stehen. Effizienz kann definiert werden als das Verhältnis zwischen dem Nutzen und den zugehörigen Kosten einer Maßnahme. Effizienz ist aber ohne eine konkrete Zielgröße „blind". Der Verzicht auf eine Handlung bedeutet zwar auch keinen Ressourceneinsatz, aber auch keine Verbesserung oder keinen Nutzen (also keine echte effiziente Handlung). Das Prinzip ist vor allem konsequentialistisch geprägt.
Verhältnis-mäßigkeit	Verhältnismäßigkeit bedeutet, das Maß des Notwendigen nicht großzügig zu überschreiten. Dies impliziert, die am wenigsten aufwendige oder eingreifende Handlungsweise zu wählen. Verhältnismäßigkeit ermahnt, beim Streben nach Nutzen oder Nutzenmaximierung ein rechtes Maß zu finden. Auch dieses Prinzip resultiert eher aus konsequentialistischen Überlegungen.
Respekt der Autonomie	Dieses Prinzip gesteht jeder Person eine eigene Vorstellung des eigenen „guten Lebens" und vor allem die Entscheidungsfreiheit über das, was mit ihr geschieht, zu. Damit das daran anknüpfende Recht auf Selbstbestimmung gelebt werden kann, gebietet das Prinzip auch, die Entscheidungsfähigkeit bzw. Selbstbestimmungsfähigkeit zu fördern (*Empowerment*). Es ist vor allem deontologisch geprägt.
Gerechtigkeit	Gerechtigkeit beschäftigt sich bei sozialen Institutionen mit dem Ausgleich von Freiheit und Gleichheit und mahnt im Kontext von Public-Health-Maßnahmen die faire Verteilung von Nutzen und Lasten an. Das Prinzip macht ferner deutlich, dass Individuen und Gruppen nicht stigmatisiert oder benachteiligt werden dürfen. Auch dieses Prinzip ist in erster Linie deontologisch begründet.

Diese (oder ähnliche) Prinzipien werden in der Public-Health-Ethik weitgehend akzeptiert. Allerdings wird diese allgemeine Zustimmungsfähigkeit auf Kosten mangelnder Konkretheit erreicht. Im nächsten Kapitel werden anhand der sieben Prinzipien der Public-Health-Ethik konkrete Kriterien für die ethische Bewertung von Public-Health-Maßnahmen vorgestellt (vgl. Kap. 2.1).

ÜBUNG 1.4:

Fallen Ihnen noch weitere Prinzipien ein, die „gute" Public Health berücksichtigen sollte? Wenn ja, welche? Kann man diese evtl. auch als Unterpunkte der sieben Prinzipien verstehen?

Zusammenfassung

Sowohl im privaten als auch im beruflichen Alltag sind wir mit moralischen Fragen konfrontiert. Für vernünftig begründete moralische Bewertungen anhand von Werten, Normen, Prinzipien oder Tugenden genügt aber der bloße Verweis auf eine bestehende Moral - oder auf das Recht - nicht. Hierfür ist Ethik erforderlich. Ethik kann allgemein als die wissenschaftliche Untersuchung von Moral verstanden werden. Diese Untersuchung kann rein beschreibenden Charakter haben (*deskriptive Ethik*) oder wert- und normsetzend sein, mit dem Ziel, zu prüfen, was warum moralisch sein sollte und was nicht (*normative Ethik*). Sie kann aber auch ihre eigenen begrifflichen und theoretischen Grundlagen betrachten (*Metaethik*).

Für verschiedene Handlungsbereiche wie z. B. Medizin und Pflege haben sich spezifische *Bereichsethiken* entwickelt. Die Public-Health-Ethik als eine Bereichsethik beschäftigt sich mit Fragen nach dem moralisch „Richtigen" und „Falschen" in Bezug auf Maßnahmen der Gesunderhaltung der Bevölkerung und ihrer Subgruppen (= Public Health). Damit von „guter" Public Health gesprochen werden kann, ist ein Bezug auf die (Public-Health-)Ethik und ihre „Arbeitsinstrumente" erforderlich.

Solche „Arbeitsinstrumente" sind metaethische und vor allem normativ-ethische Theorien der allgemeinen Ethik (z. B. *deontologische* und *konsequentialistische Theorien*). Sie helfen bei der Identifizierung von moralischen Problemen und geben Werte, Normen und (teilweise übergeordnete) Prinzipien vor, mit denen Handlungen ethisch bewertet werden können. Insbesondere sind hierfür aber bereichsethische Prinzipien einschlägig. Die entsprechenden Prinzipien der Public-Health-Ethik lauten *Wohltun/Fürsorge, Nichtschaden, Gemeinwohlorientierung, Effizienz, Verhältnismäßigkeit, Respekt der Autonomie* und *Gerechtigkeit*. Diese Prinzipien müssen für die konkrete Anwendung in Form von Kriterien präzisiert werden (vgl. Kap. 2.1.3).

Aufgaben zur Selbstüberprüfung

AUFGABE 1.1:
Was ist der Unterschied zwischen Moral, Ethik und Recht? Gehen Sie bei der Ethik auch auf die Unterschiede zwischen deskriptiver Ethik, normativer Ethik und Metaethik ein.

AUFGABE 1.2:
Welche Bedeutungen kann das Wort „Prinzip“ haben und wie grenzt es sich zu „Norm“ oder „Wert“ ab?

AUFGABE 1.3:
Woran machen deontologische Theorien auf der einen und konsequentialistische Theorien auf der anderen Seite im Allgemeinen die Richtigkeit einer Handlung oder einer moralischen Norm fest?

AUFGABE 1.4:
Was zeichnet eine „Prinzipienethik“ aus?

AUFGABE 1.5:
Welche Prinzipien können in der Public-Health-Ethik verwendet werden? Was bedeuten die Prinzipien jeweils?

2 Methoden und Instrumente der Public-Health-Ethik

Im ersten Kapitel haben Sie wichtige Grundlagen der allgemeinen Ethik sowie der Public-Health-Ethik kennengelernt. Im zweiten Kapitel geht es nun darum, diese Grundlagen weiter zu konkretisieren und zu lernen, wie Public-Health-Maßnahmen ethisch bewertet werden können. Dazu werden Sie sich mit Methoden vertraut machen, die sowohl diagnostisch (worin liegt das moralische Problem, mit dem man sich ethisch auseinandersetzen sollte?), prozessual (wie geht man bei der Entscheidungsfindung und Fallanalyse vor?) als auch analytisch (nach welchen Gesichtspunkten analysiere ich einen Fall?) ausgerichtet sind. Ferner werden Ihnen weitere mögliche Instrumente einer Public-Health-Ethik vorgestellt wie z. B. Leitlinien oder verschiedene institutionalisierte Formen von Ethik.

Wichtige Werte, Normen und Prinzipien einer Public-Health-Ethik zu kennen, ist der erste Schritt. In diesem zweiten Kapitel wird es darum gehen, diese auch zielführend bei einer Public-Health-Maßnahme anzuwenden. Machen wir uns also mit den Methoden und Instrumenten der Public-Health-Ethik vertraut.

Was könnten nun solche Methoden sein? Erinnern wir uns hierfür nochmals daran, womit sich eine Public-Health-Ethik beschäftigt:

> **!** Public-Health-Ethik beschäftigt sich mit Fragen nach dem moralisch „Richtigen/Guten“ und „Falschen/Schlechten“ im Handlungsbereich der Public Health (vgl. Kap. 1.2).

Mögliche Bewertungsmaßstäbe waren Thema des ersten Kapitels; daher wenden wir uns im folgenden Kapitel **Verfahren** und **Techniken** zu, die dabei helfen, begründete Entscheidungen über „moralisch richtig“ und „moralisch falsch“ sowie über entsprechende Handlungsvorschläge – bzw. „Lösungen“ moralischer Probleme – fällen zu können.

BEISPIEL 2.1:

Betrachten wir die COVID-19-Pandemie (vgl. Kap. 3). In Deutschland wurden - wie in anderen Ländern auch - zur Verringerung der Infektionsrate erhebliche Einschränkungen der individuellen Freiheiten vorgenommen, indem u. a. Großveranstaltungen verboten, Restaurants und andere Läden geschlossen, generell Kontaktsperren oder sogar Ausgangsbeschränkungen erlassen wurden. Diese Einschränkungen wurden letztlich vor allem über Public-Health-bezogene Güter begründet, mit dem Ziel, einen Zusammenbruch des Gesundheitswesens aufgrund einer zu hohen Zahl schwererkrankter Personen zu verhindern. Berichte und Bilder aus Italien, Spanien oder New York zeigten einer breiten Öffentlichkeit, dass diese Gefahr sehr real ist.

Gegen die staatlichen Regeln dieser Zeit gab es immer wieder rechtliche Kritik und in einigen Fällen richterliche Urteile.[1] Aus *ethischer Sicht* drängen sich aber auch Fragen auf: Waren diese Maßnahmen „moralisch richtig" und, wenn ja, warum genau? Sind der Wert „Gesundheit" und das u. a. daraus abgeleitete Prinzip der „Gesundheitsmaximierung" derart hoch zu bewerten, dass es andere Prinzipien, wie z. B. Respekt vor der Autonomie, Gerechtigkeit, aber auch Verhältnismäßigkeit (vgl. Kap. 1.5), bei einer Abwägung „schlägt"?

Auf solche Fragen sollte eine Public-Health-Ethik versuchen, Antworten zu finden.

2.1 Einzelfallanalysen: Entscheidungsfindungsmodelle, Grundsätze und Kriterien einer Fallanalyse

Die ethische Angemessenheit einer Public-Health-Strategie oder einer konkreten Public-Health-Maßnahme wird in entsprechenden Entscheidungssituationen relevant. Es kann aber auch sein, dass bereits implementierte - je nachdem auch historisch gewachsene - Maßnahmen auf ihre ethische Angemessenheit überprüft werden sol-

1 Vgl. z. B. folgende Gerichtsurteile bzw. die damit zusammenhängenden Klagen: zu den Ausgangsbeschränkungen BayVerfGH, Entscheidung vom 24.04.2020, Vf. 29-VII-20, BeckRS 2020, 6617 und VerfGH Sachs, Beschluss vom 17.04.2020, Vf. 51-IV-20, openJur 2020, 3994; zur Einschränkung der Versammlungsfreiheit BVerfG (1. Kammer des Ersten Senats), Beschluss vom 17.04.2020, 1 BvQ 37/20, Rn. (1-29).

len. Doch was könnten „Auslöser" für die Notwendigkeit und Sinnhaftigkeit einer solchen **ethischen Analyse** sein?

2.1.1 Moralische Uneinigkeiten und Unsicherheiten

Ein typischer „Auslöser" für eine ethische Analyse sind moralische Uneinigkeiten (Meinungsverschiedenheiten, Konflikte) zwischen Akteuren oder moralische Unsicherheiten, die durchaus auch in „einem selbst" liegen können (vgl. Reiter-Theil/Mertz, 2012, S. 300 f.). Es besteht also i.d.R. eine gewisse Uneinigkeit darüber, was getan werden soll, oder darüber, ob das, was zu tun geplant ist oder bereits getan worden ist, auch „richtig" ist/war. Die Diskussionen über Gesichtsmasken oder Kindertagesstätten- bzw. Schulschließungen während der COVID-19-Pandemie sind Beispiele dafür. Viele in dieser Zeit ergriffenen Maßnahmen sind präzedenzlos und sollen im Nachhinein (noch einmal) Gegenstand ethischer Analysen sein. Grundsätzlich gilt: Wo keinerlei Dissens über oder Zweifel an der moralischen Richtigkeit einer Handlungsweise besteht, scheint zuerst einmal kein Bedarf an ethischer Analyse zu bestehen (warum diese Annahme aber auch gefährlich sein kann, wird am Ende dieses Unterkapitels diskutiert).

HINWEIS:

Warum ist hier von „moralischer Meinungsverschiedenheit" oder „moralischer Unsicherheit" die Rede und nicht von „ethischer Meinungsverschiedenheit" und „ethischer Unsicherheit"? Wir erinnern uns dabei an die Unterscheidung zwischen *Moral* und *Ethik* aus Kap. 1.1: Moral ist ein faktisch bestehendes Gefüge von Werten und Normen, dem wir stets auf die eine oder andere Weise unterliegen. Ethik dagegen ist u.a. die (kritische) Reflexion darauf. Das heißt, der Ausgangspunkt einer solchen Reflexion wird in aller Regel erst einmal auf der *moralischen* – allenfalls auch rechtlichen –, (noch) nicht aber auf der *ethischen* Ebene zu finden sein.

Moralische Meinungsverschiedenheiten oder Unsicherheiten können unterschiedliche Gründe haben (vgl. Reiter-Theil/Mertz, 2012, S. 301 f.). Keineswegs liegt es immer daran, dass zwei oder mehr Akteure tatsächlich unterschiedliche moralische

Werte, Normen oder Prinzipien vertreten. Es kann beispielsweise auch daran liegen, dass eine an sich geteilte Norm von der einen Person als für den konkreten Fall relevant, von der anderen als irrelevant beurteilt wird.

BEISPIEL 2.2:
Manche betrachten das Einwählen in fremde, offene WLAN-Netze nicht als eine Form von Diebstahl, andere hingegen schon; entsprechend halten die einen die durchaus gemeinsam vertretene Norm „Du sollst nicht stehlen!" hier für irrelevant, die anderen für relevant.

Typen moralischer Probleme

Eine „Diagnose" dazu, welches *moralische Problem* in Form einer (moralischen) Meinungsverschiedenheit (bzw. -uneinigkeit) oder Unsicherheit vorliegt, ist ein wichtiger Ausgangspunkt für eine ethische Fallanalyse. Bei der Betrachtung einer Public-Health-Strategie oder einer konkreten Public-Health-Maßnahme („Fall") sind potenziell folgende moralische Probleme zu unterscheiden (vgl. Abb. 2.1), wobei sich bei einer komplexen Public-Health-Problemlage auch mehrere moralische Probleme bemerkbar machen können:

Welche Fakten sind hier moralisch relevant?
Welche Normen und Prinzipien sind für die konkrete Frage relevant?
Wie weitreichend gelten Normen und Prinzipen und was bedeutet das für den konkreten Fall?
Wie stark fallen die moralischen Werte, Prinzipien oder Normen letztendlich bei diesem konkreten Fall ins Gewicht?
Welche für sich stimmigen Bewertungen einer Handlungsoption in diesem konkreten Fall gibt es, und ergeben diese ein einheitliches Gesamtbild?

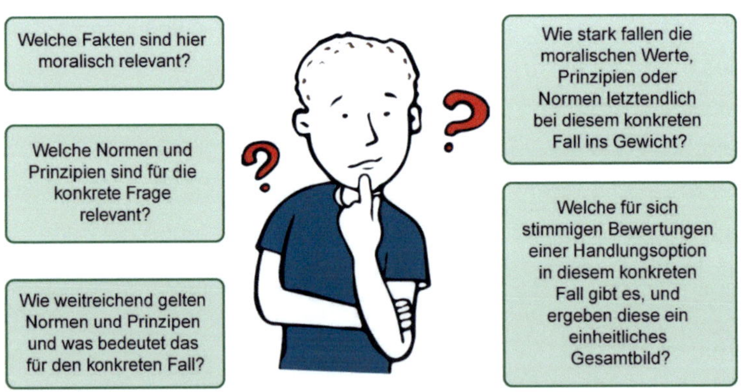

Abb. 2.1: Fünf zentrale Felder, in denen moralische Probleme entstehen können

Es können fünf Typen moralischer Probleme unterschieden werden, die maßgeblich durch die jeweilige Ursache der Probleme definiert werden (vgl. Reiter-Theil/Mertz, 2012, S. 301 f.; Beauchamp/Childress 2009, S. 24 f.):

- **Uneinigkeit/Unsicherheit über moralisch relevante Fakten:** Die Sichtweisen oder Interpretationen von Fakten, die moralisch relevant sind (z. B. was für Folgen aus einer Handlungsweise entstehen oder wie effektiv eine Maßnahme tatsächlich ist), können unterschiedlich ausfallen oder unklar sein. Das heißt, hier spielen beispielsweise nicht unterschiedliche moralische Auffassungen über Werte, Prinzipien oder Normen eine Rolle - diese könnten sogar weitgehend identisch ausfallen -, sondern eine unterschiedliche Wahrnehmung oder Einschätzung von empirischen Sachverhalten, die aber für eine moralische respektive dann auch ethische Bewertung von Bedeutung sind.
- So könnte bei der Pandemiebekämpfung durchaus hohe Einigkeit darüber bestehen, dass der Schutz von besonders vulnerablen Personen entscheidend ist, aber Uneinigkeit darüber, ob Maßnahmen wie strikte Ausgangsbeschränkungen tatsächlich Todesfälle bei vulnerablen Personen in erheblichem Maß minimieren können.
- **Uneinigkeit/Unsicherheit über die Subsumption einer Handlungsweise unter einer Norm/einem Prinzip:** Auch in diesem Fall besteht keine Uneinigkeit oder Unsicherheit bei den vertretenen Normen oder Prinzipien. Allerdings kann Uneinigkeit oder Unsicherheit dabei bestehen, ob eine bestimmte Handlungsweise überhaupt unter eine Norm oder ein Prinzip „fällt" oder nicht (*Subsumption*), daher also die Handlungsweise nun aufgrund dieser Norm oder dieses Prinzips moralisch geboten oder verboten ist.
- Bei den Maßnahmen zur Bekämpfung der Pandemie könnte beispielsweise fraglich sein, ob diese auch unter das Prinzip des *Wohltuns* oder der *Fürsorge* fallen oder ausschließlich unter das Prinzip der *Gemeinwohlorientierung* - mit entsprechenden Folgen für die Bewertung der Maßnahmen, da individuelles *Wohltun* nicht zwangsläufig mit *Gemeinwohlorientierung* vereinbar ist.

- **Uneinigkeit/Unsicherheit über die Reichweite oder den Umfang von Normen oder Prinzipien:** Auch wenn über Normen und Prinzipien keine Uneinigkeit oder Unsicherheit besteht und auch nicht darüber, ob eine Handlungsoption grundsätzlich unter eine bestimmte Norm oder ein bestimmtes Prinzip fällt, kann die Beurteilung, „wie weit" diese Norm die Handlungsweise begründen kann, unterschiedlich ausfallen.
- So kann zugestanden werden, dass die Maßnahmen zur Pandemiebekämpfung unter das Prinzip der *Gemeinwohlorientierung* fallen und durch dieses *grundsätzlich* begründet sind. Dennoch kann hinterfragt werden, ob das Prinzip der *Gemeinwohlorientierung* allein die Maßnahmen in der konkreten Form rechtfertigen kann, also ob das Prinzip dazu ausreicht, eine moralische Pflicht für diese Maßnahme zu begründen.
- **Uneinigkeit/Unsicherheit über die Gewichtung von moralischen Werten, Prinzipien oder Normen:** Selbst bei einer Einigkeit darüber, welche moralischen Werte, Prinzipien oder Normen zur Anwendung kommen sollen, welche Handlungsoptionen darunter fallen können und wie weit verschiedene Handlungsweisen durch die Prinzipien und Normen begründbar sind, kann Uneinigkeit oder Unsicherheit dabei bestehen, wie verschiedene Werte, Prinzipien oder Normen, die in Konflikt miteinander stehen, abzuwägen sind. Abwägung erfordert stets, dass die in Konflikt stehenden Werte etc. gewichtet werden, also festgelegt wird, welche warum höher (oder geringer) wiegen als die anderen.
- Bei den Maßnahmen zur Bekämpfung einer Pandemie könnte Einigkeit darüber bestehen, dass für die Bewertung möglicher Maßnahmen sowohl die Prinzipien *Gemeinwohlorientierung* als auch z.B. *Gerechtigkeit* relevant sind. Es kann auch Einigkeit darüber bestehen, dass das Prinzip der *Gerechtigkeit* gegen strikte Ausgangsbeschränkungen spricht, während die *Gemeinwohlorientierung* dafürspricht. Dennoch wird auf der einen Seite dafür argumentiert, dass die *Gemeinwohlorientierung* in diesem konkreten Fall höher zu gewichten ist als die *Gerechtigkeit*, und auf der anderen Seite umgekehrt.

- **Uneinigkeit/Unsicherheit über die moralische Bewertung von Handlungsoptionen bzw. über moralische Werte, Prinzipien, Normen:** Es besteht Uneinigkeit oder Unsicherheit darüber, ob eine bestimmte Handlungsweise, die zur Verfügung steht, (insgesamt) moralisch „richtig" ist. Sofern hierbei nicht (auch) andere moralische Probleme, die oben bereits beschrieben wurden, zugrunde liegen, werden unterschiedliche Maßstäbe für die Bewertung der Handlungsoptionen herangezogen, so z. B. unterschiedliche Werte, Prinzipien und Normen, ganze Moralsysteme oder auch normativ-ethische Theorien. Es könnten aber auch lediglich unterschiedliche Auffassungen oder Unsicherheiten über die konkreten Rechte und Pflichten in einer Handlungssituation bestehen; letztlich bezieht sich die Uneinigkeit oder Unsicherheit aber immer (auch) darauf, anhand welchen Maßstabs eine Handlungsweise (insgesamt) zu bewerten ist.
- So könnte z. B. eine Person bei der Frage der Richtigkeit der Maßnahmen zur Bekämpfung der Pandemie überzeugte Vertreterin einer deontologischen Auffassung sein, die andere Person ein überzeugter Vertreter einer konsequentialistischen Auffassung (vgl. Kap. 1.4.2). Die Deontologin hält die erheblichen Eingriffe in die individuelle Freiheit für intrinsisch nicht rechtfertigbar aufgrund grundlegender Selbstbestimmungsrechte, während der Konsequentialist auf die moralisch positiven Folgen verweisen wird, welche die Maßnahmen rechtfertigen.

Wie Sie vielleicht bemerkt haben, ist die Reihenfolge der Typen moralischer Probleme nicht zufällig gewählt. Je weiter unten in der Liste, desto mehr hat das moralische Problem mit unterschiedlichen *moralischen Bewertungen* zu tun. Das bedeutet allerdings nicht, dass das moralische Problem als umso gravierender zu betrachten ist, je weiter unten es in der Liste steht. Auch eine Uneinigkeit oder Unsicherheit bei der *Bewertung von moralisch relevanten Fakten* kann ein beachtliches und damit keineswegs triviales Problem darstellen, wie z. B. durch die Schwierigkeiten bei der Beurteilung empirischer Evidenz in der Medizin gut illustriert werden kann (vgl. z. B. Bertelsmann et al., 2007, S. 134 ff.). Moralische Probleme dieses Typus werden aber anders zu klären bzw. zu lösen sein als eine Uneinigkeit oder Unsicherheit bei der Wahl des moralischen Bewertungsmaßstabs. Daher hat die „Diagnose“ des Problems auch eine Bedeutung für das (weitere) Vorgehen einer ethischen Analyse.

ÜBUNG 2.1:

Diskutieren Sie z. B. mit einem Freund oder einer Freundin über die Richtigkeit der getroffenen Maßnahmen bei der COVID-19-Pandemie oder bei vergleichbaren Pandemien. Versuchen Sie, herauszuarbeiten, wo Sie übereinstimmen und wo nicht: bei den verwendeten Werten, Prinzipien und Normen, bei den moralisch relevanten Fakten, bei der Gewichtung? Mit anderen Worten: Versuchen Sie, die genannten Typen moralischer Probleme in Ihrer Diskussion zu identifizieren.

Mit der „Diagnose“ allein ist das Problem aber noch nicht gelöst und somit auch noch keine Entscheidung getroffen. Dies wird uns in Kap. 2.1.2 beschäftigen.

Besteht eine professionelle Verpflichtung auf prinzipiell ethische Fallanalysen?

Bevor wir uns dieser Frage widmen, sollte abschließend thematisiert werden, ob die oben genannten „Auslöser“ für ethische Fallanalysen ausreichend sind. Was ist, wenn es *keine* Uneinigkeit oder Unsicherheit gibt - oder diese nicht so recht erkannt oder eingesehen wird? Bedeutet das, dass dann keine ethische Fallanalyse erforderlich ist?

Faktisch wird es wahrscheinlich so sein, dass sich eine ethische Fallanalyse stets stärker aufdrängen wird, wenn es Uneinigkeit gibt oder Unsicherheit in einer Sache deutlich artikuliert wird. Für viele Fälle in unserem Alltag wird dies so aber in Ordnung sein - wir können nicht *alle* unsere Handlungsweisen ständig rigorosen Fallanalysen unterziehen.

Aber hier geht es um Public-Health-Ethik, und die Frage muss vor dem Hintergrund einer möglicherweise **professionellen Verpflichtung** anders beantwortet werden. Wer in einem Public-Health-Bereich arbeitet und (mit-)entscheidet, welche Maßnahmen wie umzusetzen sind, sollte selbst dann, wenn faktisch keine Uneinigkeit oder Unsicherheit besteht, kritisch hinterfragen, ob die Maßnahmen aus ethischer Perspektive zu rechtfertigen sind. Mit anderen Worten: Es sollte stets hypothetisch davon ausgegangen werden, dass es eine moralische Unsicherheit gibt, und geprüft werden, ob sich diese auflösen lässt. Oder es sollten aktiv moralisch Einwände gegen die Maßnahmen vorgebracht werden (*advocatus diaboli*), sei es untereinander in einem Team oder reflektiert in eigenen Gedanken. Auf diese Weise wird zum einen die kritische Reflexion angeregt, was auch die Auseinandersetzung mit Wertfragen bedeutet. Zum anderen wird der professionellen Verpflichtung entsprochen, „gute" Public Health zu gewährleisten (vgl. Kap. 1.3).

Für (Mit-)Entscheidende und Gestaltende von Public-Health-Maßnahmen besteht eine gewisse professionelle Pflicht, ihre Arbeit auch dann kritisch-ethisch zu reflektieren, wenn faktisch *keine* Uneinigkeit oder Unsicherheit besteht.

2.1.2 Entscheidungsfindungsmodelle

Eine ethische Entscheidungsfindung ist erforderlich, um moralische Probleme zu lösen und aus einer ethischen Perspektive z. B. Public-Health-Maßnahmen bestimmen zu können. Da insbesondere Public-Health-Maßnahmen größere Gruppen von Menschen betreffen, sollten ethisch relevante Entscheidungen systematisch und nachvollziehbar getroffen werden. Je nach Situation kann es sinnvoll sein, auch den Prozess und die einzelnen Abwägungen öffentlich und leicht zugänglich zu dokumentieren. Dies könnte auch das Verständnis für die konkrete Entscheidung fördern, wie bei einer Pandemie die Festlegung von Zeitpunkten und Strategien zur Öffnung von a) privatwirtschaftlichen Institutionen (u. a. Kleiderläden, Fußball-Bundesliga), b) öffentlichen Einrichtungen (u. a. Schule, Kita) und c) kulturellen Angeboten (u. a. Theater, Konzerte).

Ein Verfahren, wie ethische Entscheidungen systematisch und methodisch vorbereitet und gefällt werden könnten, kann auch als **Entscheidungsfindungsmodell** bezeichnet werden. Solche Modelle sind insbesondere in der klinischen Ethik (vgl. Kap. 1.2) verbreitet (vgl. z. B. Albisser et al., 2012; Steinkamp, 2012; Baumann-Hölzle, 1999), wo Ärztinnen/Ärzte, Pflegende und andere therapeutische Berufe oft zusammen über die weiteren diagnostischen oder therapeutischen Maßnahmen bei Patientinnen und Patienten diskutieren und entscheiden müssen und wobei moralische Probleme – wie jene in Kap. 2.1.1 – auftreten können. Es gibt aber auch allgemein gehaltene Entscheidungsfindungsmodelle (vgl. z. B. Thomson, 1999) oder auf Public-Health-Ethik bezogene Modelle (vgl. z. B. Schröder-Bäck, 2014).

Da die Planung, Koordination und Umsetzung von Public-Health-Maßnahmen i. d. R. in Teams geschehen, sollten Entscheidungsfindungsverfahren so aufgebaut sein, dass sie in multidisziplinären Teams eingesetzt werden können; sie sind aber prinzipiell auch dann anwendbar, wenn eine Entscheidung allein zu fällen ist.

Ein (ethisches) Entscheidungsfindungsmodell ist eine systematische bzw. methodische, daher rationale Vorgehensweise oder Strategie, eine (ethische) Entscheidung zu fällen.

Wichtig zu bedenken ist, dass solche Entscheidungsfindungsmodelle in aller Regel normativ ausgerichtet sind, also ein *Ideal* darstellen, und nicht deskriptiv abbilden wollen, wie Entscheidungen in der Realität gefällt werden. Das bedeutet, dass solche Modelle anleiten oder Hilfestellungen geben sollen, wenn eine Entscheidung ansteht – sie geben sozusagen eine Antwort auf die Frage: „Was sollte ich tun, wenn ich eine ethische Entscheidung treffen will?"

Ein Entscheidungsfindungsmodell für die Public-Health-Ethik

Das vorgestellte Modell soll vollständig und zugänglich die wichtigsten Aspekte in einem Entscheidungsfindungsprozess in sechs Phasen darstellen. Es wurde anhand von drei existierenden Modellen gebildet und enthält daher Anteile aus der Public-Health-Ethik (vgl. Schröder-Bäck, 2014) und der klinischen Ethik (vgl. Baumann-Hölzle, 1999; Albisser et al., 2012).

Dieses Modell kann, so wie die anderen Modelle auch, sowohl in einem Team angewendet werden als auch für sich allein.

HINWEIS:

Auch wenn das Modell eine Reihenfolge vorgibt, sei ausdrücklich erwähnt, dass es möglich ist, im Verlauf noch einmal auf vorherige Phasen zurückzukommen und dort Anpassungen vorzunehmen.

1. **Phase: Bestimmung und Fokussierung auf das zentrale Problem**
   (Welches moralische Problem steht an? Besteht Uneinigkeit oder Unsicherheit? Worüber müssen wir eine Entscheidung fällen? Welche Frage muss beantwortet werden?)

   In dieser Phase geht es darum, zu klären, worüber eine Entscheidung gefällt werden soll. Was ist das moralische Problem oder welche moralische Frage ist damit verbunden? Bei mehreren Problemen oder Fragen kann es angebracht sein, eine Reihenfolge oder Prioritäten festzulegen. Dazu kann unter Umständen eine Gewichtung der gesammelten Probleme oder Fragen erforderlich sein, um z. B. das „zentrale Problem" von „Nebenproblemen" zu unterscheiden und sich auf ein Problem oder eine Frage zu fokussieren.
   Der Typ des moralischen Problems (vgl. Kap. 2.1.1) kann auch Einfluss darauf haben, welche weiteren Phasen des Modells in welchem Umfang berücksichtigt werden müssen. So ist denkbar, dass bei einer Unsicherheit über moralisch relevante Fakten die eigentliche ethische Analyse (Phase 4) sehr knapp ausfällt, weil es vielmehr um die Klärung der verfügbaren Wissensbasis (Phase 3) gehen wird.
2. **Phase: Bestimmung der möglichen Handlungsoptionen**
   (Welche Handlungsoptionen haben wir in Bezug auf dieses Problem?)

   Nachdem das Problem oder die Frage bestimmt worden ist, besteht die nächste Phase darin, sich darüber Gedanken zu machen, welche möglichen Handlungsoptionen es gibt. Welche Maßnahmen oder Handlungsweisen sind bei diesem Problem denkbar? Oder aber, wenn eine moralische Frage bereits auf eine bestimmte Handlungsoption abzielt (z. B. „Ist es ethisch angemessen, eine umfassende Impfpflicht für Masern zu erlassen?"): Was wären mögliche Alternativen dazu (z. B. eine Impfflicht nur für bestimmte Berufsgruppen oder nur eine Impfempfehlung usw.)? Wenn möglich, sollten wenigstens drei Optionen bestimmt werden, um nicht die Gefahr von „unechten" Entweder-oder-Entscheidungen zu vergrößern. Das meint, irrtümlich anzunehmen, dass es nur die eine oder die andere Option gibt, obwohl eigentlich noch mehr Optionen zur Verfügung stehen. Auch aus diesem Grund sollten Sie sich bei der Erörterung von Handlungsoptionen nicht zu sehr einschränken, was z. B. bedeuten kann, die rechtlichen Aspekte erst einmal außer Acht zu lassen. Einzelne Handlungsoptionen können dann später immer noch ausgeschlossen werden. Problematischer wäre es, wenn Handlungsoptionen von vornherein ausgeschlossen oder nicht bedacht werden, obwohl sie - vielleicht erst auf den zweiten Blick - doch infrage kämen.

3. **Phase: Beurteilung des (verfügbaren) Wissens**
   (Was wissen wir bereits, was müssen wir noch in Erfahrung bringen?)

   Ziel dieser Phase ist es, sich zunächst einen Überblick zu verschaffen darüber, was an erforderlichem Wissen für die Bewertung der in der vorherigen Phase bestimmten Handlungsoptionen bereits vorliegt und wo noch (subjektive) Wissenslücken zu verorten sind, d.h. Wissen noch gesucht werden müsste. Dies könnte z. B. Wissen über die Nutzen- und Schadenspotenziale einer bestimmten Maßnahme bzw. Handlungsweise, die Lebensumstände der Zielpopulation, ihre Interessen und Perspektiven, den rechtlichen Rahmen usw. sein. Zusätzlich sollte auch die selbstkritische Frage gestellt werden, wie „gut" das Wissen ist, das (bereits) zur Verfügung steht. Gibt es Hinweise, dass es *systematische Fehler* (engl. *bias*) oder unzureichend regulierte Interessenskonflikte im Wissensbestand gibt? Dies kann die Belastbarkeit der Annahmen und die Vertrauenswürdigkeit der Entscheidung stark beeinflussen.

HINWEIS:

Es ist normal, zwischen Phase 3 „Beurteilung des (verfügbaren) Wissens" und der nun folgenden Phase 4 „Bewertung der Handlungsoptionen und ihrer (möglichen) Folgen" hin und her zu wechseln, da oft erst bei der Bewertung deutlich wird, welches Wissen überhaupt erforderlich ist.

4. **Phase: Bewertung der Handlungsoptionen und ihrer (möglichen) Folgen**
   (Wie sind die Handlungsoptionen und ihre Folgen aus ethischer Sicht zu bewerten?)

In der vierten Phase wird die eigentliche ethische Analyse vorgenommen. Um diese durchzuführen, sollten folgende Schritte beachtet werden:

a) Festlegen der zu verwendenden Werte, Prinzipien oder Normen etc. bzw. Klärung des Bewertungsmaßstabs; dies können sowohl ein Public-Health-Ethik-spezifisches Modell (vgl. Kap. 1.5 sowie weiterführend konkretisiert in Kap. 2.1.3), Theorien normativer Ethik (z. B. Utilitarismus oder Pflichtethik) oder einzelne (zusätzlich) zu berücksichtigende Werte oder Normen sein wie beispielsweise Menschenwürde, Professionalität bzw. Werte/Normen aus einem Berufsethos, aber auch so etwas wie Datenschutz. Auch sollte bei diesem Schritt die jeweilige Perspektive einer Bewertung geklärt werden, z. B. um *wen* geht es bei „Nichtschaden" – um die möglichen schädlichen Folgen für Patientinnen/Patienten, für Arbeitende im Gesundheitswesen oder gar um (Haus-)Tiere? Ebenso können bei diesem Schritt auch die relevanten rechtlichen Normen oder Vorgaben eingebracht werden. Sie sollten aber getrennt von den ethischen Prinzipien etc. betrachtet werden.

b) Prüfen, ob die Handlungsoptionen und ihre Folgen rechtliche Normen verletzen könnten; wenn dem so ist, bedeutet das *wahrscheinlich* den Ausschluss der jeweiligen Handlungsoption, d. h., sie wird nicht mehr weiter analysiert werden. Gibt es aber Zweifel an der rechtlichen Beurteilung, sollte die Option bis zur möglichen weitergehenden Klärung noch nicht ausgeschlossen werden.

c) Prüfen, ob die Handlungsoptionen praktisch nicht oder nur schwer umsetzbar sind; auch hier bedeutet eine bejahende Prüfung *wahrscheinlich* den Ausschluss der jeweiligen Handlungsoption. Allerdings darf hier nicht vorschnell entschieden werden, was praktisch nicht oder nur schwer umsetzbar ist und im Zweifel sollte die Handlungsoption erst einmal erhalten bleiben.

d) Prüfen, ob die Handlungsoptionen und ihre Folgen den festgelegten Werten, Prinzipien und/oder Normen etc. entsprechen oder widersprechen – und wenn ja, inwiefern – oder ob sie bei einzelnen Handlungsoptionen in Kollision zueinander geraten – und wenn ja, inwiefern genau; dieser Teil der Phase 4 beinhaltet die Kernaufgabe einer ethischen Analyse.

e) Bei Kollisionen von Werten, Prinzipien und Normen bleibt erforderlich, diese argumentativ zu gewichten und abzuwägen: Welcher Wert, welches Prinzip wiegt schwerer, welches leichter und warum? Auch dieser Teil der Phase 4 ist üblicherweise Teil einer ethischen Analyse.

5. **Phase: Auswahl der Handlungsoptionen/Entscheidung**
   (Welche der Handlungsoptionen wählen wir? Wie entscheiden wir?)

   Bei dieser Phase wird eine Handlungsoption gewählt und somit eine Entscheidung getroffen. Hierfür ist es erforderlich, zu begründen, warum diese Handlungsoption als die „beste" aller analysierten Handlungsoptionen zu betrachten ist. Diese Gründe sollten vorrangig ethische Gründe sein, d.h. auf die Werte und Prinzipien und deren Gewichtungen verweisen. Es können aber auch praktische Gründe herangezogen werden, sofern ethische Gründe nicht erheblich gegen die Handlungsoption sprechen, z.B. „Option A ist zwar ethisch besser, aber schwer umzusetzen; Option B ist auch noch ethisch vertretbar und dafür leichter umzusetzen".

6. **Phase: Umsetzung der Entscheidung, Kommunikation, Re-Evaluation**

   Abschließend wird die Entscheidung umgesetzt, was je nach Kontext unterschiedliche Handlungen beinhaltet, weshalb hier nicht weiter darauf eingegangen werden kann. Falls vorgesehen, wird die Entscheidung protokolliert und in angemessener Weise kommuniziert – an wen und wie hängt wiederum stark vom Entscheidungskontext ab. Wichtig ist, dass alle Entscheidungen die Möglichkeit zur Re-Evaluation bieten sollten, also die Möglichkeit, die ethische Bewertung der Handlungsoptionen vor dem Hintergrund z.B. neuen, besseren Wissens erneut vorzunehmen und ggf. die Entscheidung anzupassen, sofern praktisch noch möglich.

Wir haben betrachtet, wie man bei einer ethischen Entscheidungsfindung sinnvollerweise vorgehen könnte. Die Details zu der hierfür erforderlichen **Fallanalyse** (Teil von Phase 4) haben wir jedoch noch bewusst ausgespart. Dies soll im Folgenden thematisiert werden.

2.1.3 Kriterien für die ethische Fallanalyse in Public Health

In diesem Unterkapitel werden die Prinzipien des Public-Health-Ethik-Prinzipienansatzes aus Kap. 1.5 als **Kriterien** konkretisiert, um eine Fallanalyse als Teil einer ethischen Entscheidungsfindung zu unterstützen. Das heißt, anstelle der Prinzipien können die folgenden Konkretisierungen mit ihren Erläuterungen bei der Fallanalyse verwendet werden; es bleibt aber wichtig, im Kopf zu behalten, von welchen Prinzipien sie ausgehen, und zu prüfen, ob die Prinzipien im konkreten Einzelfall noch weitere Kriterien zur Folge haben könnten, die hier nicht abgebildet sind.

Kriterium: Nutzen- und Schadenspotenzial einer Maßnahme

Wenn Sie eine Public-Health-Maßnahme - bzw. eine entsprechende Handlungsoption in der ethischen Entscheidungsfindung - ethisch bewerten wollen, ist es zuerst einmal wichtig, eine möglichst präzise Vorstellung über *Nutzen und Schaden* der Maßnahme zu gewinnen. Diese Notwendigkeit ergibt sich aus den ethischen Prinzipien *Wohltun*, *Gemeinwohlorientierung* und *Nichtschaden*.

Betrachten wir zunächst die **Nutzenseite**. Worauf zielt die Maßnahme ab? Bei der Beschreibung sollten vor allem patientenrelevante Ziele gewählt werden. Dies sind sowohl für das Individuum als auch die Gesellschaft vor allem *Mortalität*, *Morbidität* und *Lebensqualität*. Weiter ist zu bewerten, welches Ausmaß der Nutzen hat.

BEISPIEL 2.3:

Für das Brustkrebsscreening ist die „*Senkung der krebsspezifischen Mortalität und Reduzierung der krebsspezifischen Krankheitslast*" ein patientenrelevantes Ziel. Das Ziel „*Identifizierung von Krebserkrankungen im Frühstadium*" ist für das Leben der Patientinnen nicht direkt relevant, da die Annahme „Je früher ein Krebs erkannt wird, desto besser" zwar erst einmal plausibel klingt, aber nicht zwingend zutreffen muss.

Wenn Sie sich ein ausreichendes Bild über die Nutzenpotenziale gemacht haben, sollten der Wahrheitsgehalt und die Sicherheit der gemachten Annahmen kritisch eingeschätzt werden (vgl. auch Phase 3 im Entscheidungsfindungsmodell). Im Sinne der evidenzbasierten Gesundheitsversorgung (vgl. Mehrpohl/Wild, 2016) sollten diese

Annahmen auf empirische Untersuchungen gestützt sein. Da gerade bei innovativen Maßnahmen keine befriedigende Studienlage zu erwarten ist, ist es hier umso wichtiger, durch sorgfältige Pilotierung erste Erkenntnisse zu Wirksamkeit und Nebenwirkungen zu sammeln. Des Weiteren sollten Public-Health-Maßnahmen im Verlauf evaluiert werden; neue Erkenntnisse zu Nutzen und Schaden sollten immer wieder Anlass sein, eine Maßnahme (nochmals) kritisch zu bewerten (vgl. auch Phase 6 im Entscheidungsfindungsmodell).

Worauf aber ist bei der Bewertung der wissenschaftlichen Grundlage (*Evidenz*) zu achten? Eine große Herausforderung für den Wahrheitsgehalt von wissenschaftlichen Untersuchungen sind *systematische Verzerrungen*, auch *Bias* genannt (vgl. z.B. Windeler, 2007, S. 484 ff.). Entscheidend hierbei ist das zugrunde liegende Studiendesign. Handelt es sich um randomisiert-kontrollierte Studien, dann kann eher von einem hohen Evidenzgrad und einem niedrigen Bias-Potenzial gesprochen werden. Bei einer retrospektiven Kohortenstudie sollte eher von einem niedrigen Evidenzgrad und einem hohen Bias-Potenzial ausgegangen werden.

Des Weiteren ist die Glaubwürdigkeit der Ergebnisse in Bezug auf die untersuchte Stichprobe zu bewerten; diese wird auch *interne Validität* genannt (z.B. Windeler, 2007, S. 483 f.). Die *externe Validität* betrifft die Glaubwürdigkeit der Ergebnisse außerhalb der Stichprobe und ist ein Maß für die Generalisierbarkeit der Ergebnisse (z.B. Windeler, 2007, S. 483 f.). Darüber hinaus kann – insbesondere anhand von Studienregistern – kontrolliert werden, ob es Abweichungen vom Studienprotokoll gab.

HINWEIS:

Studienregister wie das *Deutsche Register Klinischer Studien* (DRKS), das *European Union Clinical Trials Register* oder die *International Clinical Trials Registry Platform (ICTRP)* der Weltgesundheitsorganisation (WHO) ermöglichen, Informationen zu fortlaufenden und abgeschlossenen Studien zu suchen, wie beispielsweise Studientitel, Kurzbeschreibungen, Ein- und Ausschlusskriterien, Studienstatus und Endpunkte.

Register schaffen damit u.a. die Möglichkeit, sich nach dem Verbleib einer Studie zu erkundigen, wenn die Ergebnisse nach vielen Jahren immer noch nicht veröffentlicht wurden, oder um Abweichungen vom Studienprotokoll festzustellen.

Da dies im Kern jedoch forschungsethische und weniger Public-Health-ethische Fragen sind, sei zur Vertiefung auf den Artikel von Strech (2011) verwiesen.

Ein weiterer wichtiger Aspekt ist die *Qualität* des Studienberichts. In einer Publikation sollten nicht nur die Ergebnisse umfassend beschrieben werden, sondern auch alle Informationen, die der Leser für die Interpretation der Ergebnisse und die Einschätzung der Güte der Methoden der Studie braucht. Zwar können interessierte und kritische Leserinnen und Leser die Autorinnen und Autoren kontaktieren und so fehlende Informationen einholen; jedoch ist der Aufwand sehr hoch und praktisch kaum zuzumuten. Auch hier helfen die in Studienregistern hinterlegten Daten dabei festzustellen, ob die Studienergebnisse vollständig bzw. nicht selektiv publiziert wurden.

Erst wenn ein relevanter gesundheitlicher Nutzen aufgrund hinreichend valider und nicht selektiv publizierter Studienergebnisse aufgezeigt werden kann, ist i.d.R. eine Überprüfung weiterer ethisch relevanter Aspekte der jeweiligen Public-Health-Maßnahme sinnvoll.

Der wahrscheinliche Nutzen einer Public-Health-Maßnahme kann plausibel erscheinen, auch wenn ein entsprechender Nutzennachweis nicht immer in befriedigender Qualität vorliegt. In diesem Fall sollten zum einen die Gründe für das Fehlen von angemessenen Nutzennachweisen explizit benannt und zum anderen sollte argumentiert werden, warum eine Weiterbeschäftigung mit dieser Maßnahme auch bei unsicherem Nutzennachweis notwendig erscheint. Erst diese Form von Transparenz ermöglicht eine rationale Diskussion zum angemessenen Umgang mit unsicheren Nutzennachweisen, wie man sie in der Public Health häufig hat (vgl. Gerhardus et al., 2010, S. 259 f.).

In der Regel sind Public-Health-Maßnahmen auch mit (gesundheitlichen) Risiken oder zumindest Belastungen verbunden. Welche **Schadenspotenziale** für die direkt und indirekt Betroffenen sind möglich? Wie bei der Nutzenbewertung sind auch bei der Schadensbewertung das Ausmaß und die wissenschaftliche Validität zu berücksichtigen.

Dabei sollten Sie nicht vergessen, dass Nutzen- und Schadenspotenziale nicht allein eine *medizinische* oder *körperliche Dimension* haben, sondern auch eine *soziale* und/oder *psychologische Dimension* haben können.

BEISPIEL 2.4:

Ein möglicher Schaden von Früherkennungsmaßnahmen bei beispielsweise Brustkrebs sind falsch-positive Ergebnisse. Falsch-positive Tests zeigen ein positives Ergebnis, obwohl die Testperson nicht erkrankt ist, und führen i. d. R. zu weiteren diagnostischen Tests. Diese können für Patienten/Patientinnen mit Tagen oder Wochen der Ungewissheit und Sorge (psychologische Dimension) sowie einer anschließenden unnötigen Therapie (körperliche Dimension) verbunden sein.

Idealerweise stehen einem großen populationsbezogenen Nutzenpotenzial geringe Belastungen und gesundheitliche Risiken für den Einzelnen gegenüber. Ein Ziel der ethischen Bewertung sollte es dabei auch sein, Empfehlungen zu entwickeln, wie das – möglicherweise unvermeidbare – Schadenspotenzial für den Einzelnen durch geeignete Vorkehrungen reduziert werden kann.

Bei der abschließenden Bewertung von Nutzen- und Schadenspotenzialen sollten a) ihre Relevanz für die Zielpopulation und für den Einzelnen, b) das statistisch-quantitative Ausmaß sowie c) die wissenschaftliche Validität der Nutzen- und Schadensnachweise berücksichtigt werden.

Kriterium: Effizienz einer Maßnahme

Angesichts begrenzt verfügbarer öffentlicher Ressourcen ist es geboten, die Effizienz der Public-Health-Maßnahme zu prüfen. Ethisch begründet wird diese durch das gleichnamige Prinzip der *Effizienz* sowie durch das Prinzip der *Gerechtigkeit*.

Für die Bewertung der Effizienz werden die Nutzen- und Schadenspotenziale mit den anfallenden Kosten verglichen. Hierbei ist zu bedenken, ob die Maßnahme einen aktuellen (Versorgungs-)Standard ersetzt oder ergänzt, da in diesen Fällen sowohl Nutzen und Schaden als auch die Kosten gegenüber dem aktuellen Standard verglichen werden müssen (*inkrementelles Kosten-Nutzen-Verhältnis*). Dabei sind die im *Nettonutzen* der Public-Health-Maßnahmen berücksichtigten Nutzen- und Schadenspotenziale explizit zu definieren. Die Bestimmung des inkrementellen Kosten-Nutzen-Verhältnisses setzt eine Prüfung voraus, ob es Alternativen (andere Handlungsoptionen) zur Erreichung der angestrebten Public-Health-Ziele gibt (vgl. auch Phase 2 im Entscheidungsfindungsmodell). Dies ermöglicht es außerdem, (weitere) Alternativen zu identifizieren, die im Hinblick auf ethische Einwände - wie z. B. die Einschränkung der Entscheidungsfreiheit - Vorteile aufweisen.

Wie bei den Annahmen zu Nutzen- und Schadenspotenzialen sollten auch die Annahmen über Kosten kritisch reflektiert werden. Liegt belastbare Evidenz vor oder haben die verfügbaren Berechnungen Schwächen?

> **!** Für die abschließende Bewertung der Effizienz ist das Verhältnis zwischen den Zusatzkosten und dem Zusatznutzen im Vergleich zu alternativen Maßnahmen, sofern welche verfügbar sind, zu berücksichtigen.

Kriterium: Einfluss einer Maßnahme auf Gerechtigkeitserwägungen

Das Prinzip der *Gerechtigkeit* ist sozusagen Teil der Definition von Public Health. Bei der ethischen Bewertung sollte deshalb geprüft werden, ob eine konkrete Maßnahme

a) einen nicht diskriminierenden Zugang bietet,

b) die (absehbaren) Nutzen- und Schadenspotenziale fair verteilt sind,

c) bestehende Ungleichheiten in den Gesundheitschancen ausgeglichen werden können und

d) bei Bedarf angemessene Kompensation möglich ist, wenn ein gewisser Schaden oder eine gewisse Belastung unvermeidbar sind.

Public-Health-Maßnahmen beeinflussen den Gesundheitszustand der Teilnehmenden. Dadurch haben die Maßnahmen auch Auswirkungen auf die *Chancengleichheit* in der jeweiligen Gesellschaft. Es ist daher zu prüfen, ob alle Personen, die von der Public-Health-Maßnahme profitieren könnten, auch einen uneingeschränkten Zugang zu ihr haben (bzw. haben werden). Relevante Zugangsbarrieren können finanzieller und nicht finanzieller (z. B. geografischer, kultureller, sprachlicher oder geschlechtsspezifischer) Art sein.

Darüber hinaus ist die Verteilung der gesundheitlichen Nutzen- und Schadenspotenziale unter den von einer Public-Health-Maßnahme betroffenen Individuen zu prüfen. Da von einer *Ungleichverteilung von Gesundheitschancen* innerhalb der Gesellschaft ausgegangen werden muss (vgl. Mielck, 2005, S. 129 ff.), sollten Public-Health-Maßnahmen zur Reduktion bestehender gesundheitlicher Ungleichheiten beitragen. Dies kann z. B. dann gelingen, wenn Public-Health-Maßnahmen besonders auf die Bedürfnisse gesundheitlich benachteiligter Bevölkerungssubgruppen zugeschnitten sind. Hierbei ist allerdings auf soziale Schadenspotenziale zu achten. Zwar ist die ungerichtete Verteilung von Ressourcen („Gießkannenprinzip") aus Effizienzgründen abzulehnen; jedoch lauert bei auf bestimmte Subgruppen zugeschnittenen Präventionsprogrammen, wie z. B. zur HIV-Infektion oder zur familiären Gewalt, die Gefahr der *Stigmatisierung* als unerwünschte Nebenwirkung.

Public-Health-Maßnahmen, die Schadenspotenziale für bestimmte Subgruppen bewusst in Kauf nehmen, um ein wesentliches Nutzenpotenzial für eine andere Subgruppe einzulösen, sollten – im Sinne einer *ausgleichenden Gerechtigkeit* – mögliche Strategien zur *Kompensation* der Risikokonfrontation mitbedenken. Dies gilt beispielsweise für unter Quarantäne gestellte Personen, für die eine angemessene psychologische Betreuung in Anbetracht der schwierigen Situation des Freiheitsentzugs organisiert werden muss, die über das typische Maß an Betreuung in Krankenhäusern hinausgeht. Ein weiteres Beispiel stellt das Gesundheitspersonal dar, welches sich durch den Patientenkontakt in Zeiten einer Pandemie (z. B. COVID-19, SARS oder Ebola) dem erhöhten Risiko der Ansteckung aussetzt. Kommt es zur Erkrankung und damit zum Arbeitsausfall, sollten Vorkehrungen zur Kompensation getroffen worden sein.

Aus Gerechtigkeitsgründen sollten Public-Health-Maßnahmen nach einem nicht diskriminierenden Zugang und nach einem Ausgleich bestehender Ungleichheiten in den Gesundheitschancen streben. Zudem ist zu prüfen, ob und, wenn ja, wie bestimme Subgruppen kompensiert werden sollten, insbesondere wenn gesundheitliche Nutzen- und Schadenspotenziale ungleich verteilt sind.

Kriterium: Einfluss einer Maßnahme auf das Selbstbestimmungsrecht

Das hohe Gut der Selbstbestimmung kann unmittelbar auf die im Grundgesetz festgehaltene Würde des Menschen zurückgeführt werden. Um diesem Recht jedes Einzelnen gerecht zu werden, sollten Public-Health-Maßnahmen die Auswirkungen auf die Entscheidungsfreiheit gründlich prüfen (*Prinzip der Verhältnismäßigkeit*). Schließlich gilt es auch, die Privatsphäre sowie sensible personenbezogene Informationen sorgfältig zu schützen.

Auch aus dem ethischen Prinzip des *Respekts der Autonomie* lassen sich zwei für die Public-Health-Ethik relevante Bewertungsperspektiven ableiten: Zum einen sollten die Public-Health-Maßnahmen die Gesundheitskompetenz und die Fähigkeit zur gesundheitlichen Eigenverantwortung – im Sinne der Sorge für die eigene Gesundheit – der Betroffenen stärken. Unter Gesundheitskompetenz (engl. *health literacy*) wird die Fähigkeit verstanden, die für eigene gesundheitsspezifische Entscheidungen relevanten Informationen angemessen zu identifizieren, kritisch zu bewerten und in der Entscheidungsfindung zu berücksichtigen (vgl. IOM, 2014, S. 31 ff.). Hierfür sind den Teilnehmenden an Public-Health-Maßnahmen die erforderlichen qualitativ hochwertigen Informationen über die Art der Maßnahme sowie ihr Nutzen- und Schadenspotenzial in verständlicher Form zur Verfügung zu stellen.

Zum anderen sollten die Teilnehmenden aufgrund der meist nicht zu eliminierenden Belastungen und Risiken selbst nach entsprechender Aufklärung über die

Teilnahme an der Public-Health-Maßnahme entscheiden können (*informierte Einwilligung*). Dabei ist explizit zu klären, welche Informationen hierfür erforderlich sind und den Teilnehmenden zur Verfügung gestellt werden sollten. Wie beim Empowerment muss auch hier die (methodische) Qualität der verfügbaren Information und der Informationskommunikation sichergestellt werden.

! Das Streben nach dem Gemeinwohl bzw. die Gesundheitsmaximierung darf nie vergessen, dass die Bevölkerung aus Individuen besteht. Deshalb dürfen ethische Grundsätze zum Schutz von Individuen nicht - oder zumindest nicht ungerechtfertigt oder unverhältnismäßig - verletzt werden.

Kriterium: Legitimität einer Maßnahme

Public-Health-Maßnahmen können sich auf das Wohlergehen und die Autonomie der Betroffenen auswirken und Letztere einschränken, sofern dies als verhältnismäßig gilt. Daher ist es wichtig, dass die Entscheidungsinstanz hierfür explizit legitimiert ist und Entscheidungen in einem fairen Prozess getroffen werden. Hierfür maßgeblich sind die Prinzipien der *Verhältnismäßigkeit*, des *Respekts der Autonomie* und der *Gerechtigkeit*.

Wie die bisher vorgestellten Kriterien aufzeigen, gehen die abschließenden ethischen Bewertungen mit komplexen Abwägungen zwischen vielschichtigen körperlichen, sozialen und psychischen Nutzen- und Schadenspotenzialen zur Effizienz und Gerechtigkeit einher. Dabei ist davon auszugehen, dass unterschiedliche Personen oder Gruppen nicht immer zu der gleichen Gesamtbewertung kommen werden. Dies liegt u.a. an den diversen Vorstellungen darüber, was ein „gutes“ oder „gelingendes“ Leben auszeichnet (vgl. Marckmann, 2002, S. 182 f.). Vor diesem Hintergrund ist die maßgebliche Bedeutung *prozeduraler Mindeststandards* für die Entscheidungsfindung in komplexen moralischen Fragen zu betonen. In der Literatur werden sieben Elemente eines fairen Entscheidungsprozesses beschrieben (vgl. Tab. 2.1).

Tab. 2.1: Sieben Elemente eines fairen Entscheidungsprozesses (vgl. Strech/Marckmann, 2010, S. 56)

Elemente eines fairen Entscheidungsprozesses
Transparenz: Der Entscheidungsprozess einschließlich der zugrunde liegenden normativ-ethischen Argumente und empirischen Daten sollte transparent und öffentlich zugänglich sein.
Konsistenz: Entscheidungen zur Implementierung von Public-Health-Maßnahmen sollten den gleichen Regeln und Kriterien folgen, sodass unterschiedliche Populationen und Subpopulationen in vergleichbaren Situationen auch gleich behandelt werden.
Begründung: Die Entscheidung sollte auf einer nachvollziehbaren, relevanten Begründung beruhen. Relevante Gründe sind in diesem Zusammenhang diejenigen, die sich auf die oben genannten Bewertungskriterien beziehen.
Partizipation: Da sich die unvermeidlichen Abwägungen nicht hinreichend konkret aus einer normativ-ethischen Theorie ableiten lassen, sollte es bei Entscheidungen über die Etablierung von Public-Health-Maßnahmen für die betroffenen Populationen Möglichkeiten zur Partizipation (Beteiligung) am Entscheidungsfindungsprozess geben.
Minimierung von Interessenskonflikten: Entscheidungen über Public-Health-Maßnahmen sollten so geregelt sein, dass sie Interessenskonflikte möglichst vermeiden, d. h., die Entscheidungsträger sollten z. B. keinen direkten finanziellen Vorteil von der Durchführung der Public-Health-Maßnahmen haben.
Offenheit für Revision: Jede Entscheidung sollte offen für eine Revision sein, sofern sich z. B. die Datengrundlage ändert oder bestimmte Aspekte bislang nicht ausreichend berücksichtigt wurden.
Regulierung: Durch eine freiwillige oder staatliche Regulierung sollte sichergestellt sein, dass diese formalen Bedingungen eines fairen Entscheidungsprozesses auch tatsächlich eingehalten werden.

Eine ethische Fallanalyse einer Public-Health-Maßnahme sollte prüfen, inwieweit die Entscheidungsinstanz für die Entscheidung tatsächlich legitimiert ist und ob die Bedingungen für eine faire Entscheidungsfindung eingehalten werden können.

ÜBUNG 2.2:

Versuchen Sie, die Ausgangsbeschränkungen bei Pandemien anhand der Prinzipien und insbesondere der oben konkretisierten Kriterien als eine Public-Health-Maßnahme *grob* zu analysieren, indem Sie die einzelnen Kriterien „abfragen". Eine Ausgangsbeschränkung wäre hier beispielsweise, die Wohnung nur noch mit triftigem Grund wie dem Lebensmitteleinkauf oder dem Arztbesuch verlassen zu dürfen.

Hinweis: Sie werden im Rahmen dieser Übung keine umfassenden Recherchen zu z. B. Nutzenpotenzialen durchführen können; nehmen Sie daher an, dass ein gewisses Nutzenpotenzial besteht, und überlegen Sie sich, was Schadenspotenziale bzw. Belastungen sein könnten. Führen Sie auf Grundlage von solchen und weitergehenden *Annahmen* die Analyse durch.

Wir haben nun Verfahren und Techniken der Public-Health-Ethik vorgestellt, die Sie sowohl allein als auch im Team bei der ethischen Entscheidungsfindung unterstützen und helfen sollen, eine ethische Fallanalyse durchzuführen.

Es gibt aber auch verschiedene Formen **institutionalisierter Ethik** (vgl. genauer Kap. 2.3), was bedeutet, dass bestimmte Organisationen die Aufgabe, Public-Health-Maßnahmen (auch ethisch) zu bewerten, übernommen haben. Auf deren Arbeiten kann man sich, anstelle oder zusätzlich zur eigenen Analyse, beziehen. Ein typisches „Produkt" institutionalisierter Ethik und damit auch ein mögliches Instrument einer Public-Health-Ethik sind **Leitlinien.**

2.2 Ethische Leitlinien, ethische Aspekte in medizinischen Leitlinien und im Health Technology Assessment (HTA)

Einzelfälle kommen zuweilen in vergleichbarer Weise vor, sodass zunehmend auch von „Regelfällen" gesprochen werden kann. Zwar verliert ein Einzelfall nie seine Besonderheiten durch den jeweiligen Kontext, aber es werden sich wiederkehrende Herausforderungen oder Fragen identifizieren lassen. Für diese muss bei einer Einzelfallanalyse das „Rad nicht neu erfunden" werden.

2.2.1 Ethische Leitlinien

Bei *wiederkehrenden* moralischen Problemen usw. können daher **ethische Leitlinien** (auch: **Ethik-Leitlinien**) helfen (vgl. Neitzke et al., 2015, S. 241), indem sie spezifisch ethische (inhaltliche) Empfehlungen bereitstellen für den Umgang mit diesen Problemen im Zusammenhang mit einer Krankheit, einer klinischen Intervention, mit bestimmten Patientengruppen (z. B. vulnerable Gruppen) oder Public-Health-Maßnahmen (vgl. Reiter-Theil et al., 2011, S. 96). Sie können aber auch allgemeine Hinweise geben, wie bei Einzelfällen zu verfahren und worauf zu achten ist (*prozedurale Empfehlungen*).

Die Abgrenzung von „ethischer Leitlinie" zu „ethischer Empfehlung", „Ethik-Policy", „Handreichung" und anderen Formulierungen erweist sich in der Praxis allerdings als nicht immer einfach (vgl. Riedel, 2014, S. 11). Denn inhaltlich unterscheiden sich solche Instrumente nicht zwangsläufig, allenfalls in ihrem Anspruch oder in der Methodik ihrer Erstellung. Aus diesem Grund soll im Folgenden bewusst ein **sehr weiter Begriff von „ethischer Leitlinie"** verwendet werden, der u. a. auch „Empfehlungen" oder „Policies" miteinschließt.

Aber auch in diesem weiten Sinne unterscheidet sich eine ethische Leitlinie von den bislang stärker etablierten **medizinischen Leitlinien** (vgl. Kap. 2.2.2). Ethische Leitlinien erheben nicht wie medizinische Leitlinien den Anspruch, Aussagen zur besten Behandlungsweise bei einer Krankheit zu machen (in Form medizinischer Informationen oder Zusammenfassung klinischer Evidenz etc.), sondern sie fokussieren auf moralische Herausforderungen und Fragen, mindestens jedoch auf einen ethischen Orientierungsrahmen mit Bezug auf das jeweilige Thema. Des Weiteren werden sie eher selten in einer „evidenzbasierten" Weise entwickelt (vgl. Albisser Schleger et al., 2012, S. 5, 299; Riedel, 2014, S. 11 f.), weshalb sich die Frage nach der (methodischen) *Qualität* oder *Güte* auch bei ethischen Leitlinien stellen sollte (vgl. Reiter-Theil et al., 2011, S. 96 f.).

Verfasst werden ethische Leitlinien von unterschiedlichen Organisationen, Teams aus Wissenschaftlerinnen und Wissenschaftlern oder sogar Einzelpersonen. Wenn wir die Organisationen einmal näher betrachten, dann sind insbesondere Ethikkomitees und Ethikkommissionen (vgl. Kap. 2.3), teilweise auch (medizinische oder medizinethische) Fachgesellschaften sowie die WHO zu nennen. Letztere hat in den

2010er-Jahren explizite ethische Leitlinien für den Public-Health-Bereich veröffentlicht, so z. B. zum Umgang mit Tuberkulose (vgl. WHO, 2010), zum Umgang mit Epidemien (vgl. WHO, 2016) oder zur epidemiologischen Überwachung bzw. Public-Health-Surveillance (vgl. WHO, 2017). Gerade angesichts der COVID-19-Pandemie und der damit verbundenen schwierigen klinischen Fragestellungen haben verschiedene deutsche medizinische Fachgesellschaften zusammen mit der Fachgesellschaft für Medizinethik *klinisch-ethische Empfehlungen* verfasst (vgl. Dutzmann et al., 2020).

Liegen bereits ethische Leitlinien zu einem Thema vor, bietet es sich an, sich diese vor einer eigenen ethischen Analyse anzuschauen und zu prüfen, ob dadurch bereits die Kernpunkte der (eigenen) ethischen Analyse ausreichend abgedeckt sind, oder ob sie die eigene Analyse zumindest unterstützen können.

Bei der Verwendung einer ethischen Leitlinie sollte – neben der Einschlägigkeit oder Relevanz für das Thema – stets geprüft werden, *wer* sie verantwortet und damit auch *wie verbindlich* sie sein wird, *wie* sie erstellt worden ist (respektive ob dazu überhaupt Aussagen gemacht werden) und *welchen Anspruch* sie erhebt (z. B. konkrete Handlungsempfehlungen oder prozedurale Empfehlungen zu geben oder eher nur einen allgemeinen ethischen Orientierungsrahmen bereitzustellen).

2.2.2 Medizinische Leitlinien mit ethischen Aspekten oder Empfehlungen

Medizinische Leitlinien oder sogenannte **Clinical Practice Guidelines (CPGs)** (vgl. Institute of Medicine, 2011) enthalten

> „Aussagen zu Indikation und Wirksamkeit medizinischer Interventionen (…)[,] werden nach einem systematischen und allgemein anerkannten Verfahren entwickelt und haben zum Ziel, das zurzeit beste verfügbare Wissen zu einer definierten Fragestellung in die Praxis zu transportieren." (Albisser Schleger et al., 2012, S. 5)

Doch selbst wenn der Fokus nicht auf ethische Aspekte oder Empfehlungen gelegt wird, können solche Leitlinien neben den medizinischen Aspekten durchaus auch ethische Aspekte mit abdecken - vielleicht explizit getrennt zu den medizinischen Aspekten oder aber durchaus implizit in den medizinisch orientierten Aspekten (für medizinische Leitlinien zur Behandlung von Demenz vgl. z. B. Knüppel et al., 2013). Deshalb können auch medizinische Leitlinien für eine ethische Beurteilung hilfreich sein. Zudem fassen medizinische Leitlinien oft auch Evidenz zu Nutzen- und Schadenspotenzialen zusammen, die für die ethische Bewertung ebenfalls ethisch bedeutsam sein können.

2.2.3 Ethische Aspekte in HTA-Berichten

Health Technology Assessment (HTA) oder **Gesundheitstechnologiebewertung** ist eine Form der *Technikfolgenabschätzung* (vgl. Perleth, 2014, S. 8 f.), d. h., es handelt sich dabei um eine methodische Aufarbeitung der anzunehmenden Folgen (Wirkungen) einer Technologie und die Bewertung dieser Folgen. HTA fokussiert dabei auf **Gesundheitstechnologien**, was ein breiter Begriff ist, der sowohl Medikamente, chirurgische Interventionen, neue Präventions- oder Versorgungskonzepte und z. B. Gesundheits-Apps auf einem Smartphone umfassen kann. Während die vorhin erwähnten medizinischen Leitlinien in erster Linie für die individuellen Akteure im Gesundheitswesen gedacht sind (vor allem für Ärztinnen und Ärzte), **weist HTA eine gesundheitspolitisch-instrumentelle Intention auf** (vgl. Perleth, 2014, S. 5). Der Adressat des HTA ist daher stets das (jeweilige) Gesundheitssystem und oft die damit verbundene politische Entscheidungsebene, so in Deutschland z. B. der *Gemeinsame Bundesausschuss* (G-BA), der darüber entscheidet, ob Leistungen (bzw. eine Gesundheitstechnologie) von den gesetzlichen Krankenkassen übernommen werden sollen oder nicht (vgl. G-BA, 2020). Wie viele andere medizinische Leitlinien auch orientiert sich HTA methodisch an der evidenzbasierten Medizin und verpflichtet sich deshalb, Evidenz zu Nutzen, Schaden und Kosten in einer systematischen und reproduzierbaren Weise zu sammeln und auszuwerten (vgl. Perleth, 2014, S. 14).

Ein Unterschied zu den medizinischen Leitlinien ist, dass in HTA auch oft die *sozialen*, *rechtlichen* und insbesondere *ethischen* Aspekte einer Gesundheitstechnologie berücksichtigt werden sollten (vgl. Hart, 2001, S. 3; Woopen/Mertz, 2014, S. 40);

allerdings liegt der Fokus eines HTA-Berichts in aller Regel bei der **Beurteilung des medizinischen Nutzens und der Kosteneffektivität**. Die Berücksichtigung ethischer Aspekte in HTA ist international betrachtet weniger etabliert, selbst wenn dies regelmäßig gefordert wird (vgl. Woopen/Mertz, 2014, S. 40; vgl. auch Hofmann, 2014). Auch hat sich noch keine Methode durchgesetzt, wie ethische Aspekte zu bearbeiten sind (vgl. Hofmann, 2014, S. 2 f.).

Nichtsdestotrotz können HTA-Berichte neben den ethischen und medizinischen Leitlinien eine wichtige Quelle für ethische Analysen sein. Seit 2016 ist das *Institut für Qualität und Wirtschaftlichkeit im Gesundheitswesen* (IQWiG) die deutsche HTA-Agentur, die insbesondere mit ihrem Programm „ThemenCheck Medizin" „vollständige" HTA-Berichte – also unter Berücksichtigung sozialer, ethischer und rechtlicher Aspekte – erstellen lässt (vgl. IQWiG, 2020).

Es lohnt sich i.d.R., vor einer eigenen ethischen Analyse zu prüfen, ob es nicht bereits ethische Leitlinien (im weitesten Sinne), medizinische oder Public-Health-spezifische Leitlinien mit auch ethischen Empfehlungen sowie HTA-Berichte zum Thema gibt, an denen Sie sich orientieren können. Das „eigene Denken" sowie auch eine eigene ethische Analyse sollten dadurch aber nie vollkommen außer Acht gelassen werden.

2.3 Institutionalisierte Ethik im Gesundheitswesen

„Institutionalisierung" hat in der Soziologie verschiedene Bedeutungen; in unserem hier vorliegenden Kontext bedeutet der Begriff u.a., dass bestimmte Funktionen oder Aufgaben in einem Teilsystem der Gesellschaft – z.B. Politik, Recht, Wirtschaft, Wissenschaft, Gesundheitswesen – einer *Institution* im Sinne einer *sozialen Organisation* überantwortet werden (vgl. Esser, 2000, S. 12 f.). Typische Beispiele für solche Institutionalisierungen sind Behörden, Gerichte, Universitäten oder Schulen. Eine Institution in diesem Sinne muss aber kein „physisch" lokalisierbares *Institut* sein, auch wenn dies zutreffen kann.

Die **Institutionalisierung von Ethik** ist gerade in Deutschland vergleichsweise jung (vgl. z. B. Ach/Runtenberg, 2002, S. 38 ff.). Dennoch überrascht es nicht, dass sich insbesondere im Gesundheitswesen Formen der Institutionalisierung von Ethik entwickelt haben: Hier müssen Entscheidungen getroffen werden, die erhebliche Konsequenzen für ggf. eine Vielzahl an Personen haben, weshalb man nicht alle Entscheidungen bloß dem „persönlichem Gutdünken" überlassen möchte. Auch sind Institutionalisierungen im Gesundheitswesen in Form von Kommissionen, Gremien, Fachgesellschaften usw. generell nicht ungewöhnlich. So werden beispielsweise viele Public-Health-bezogene Fragen in Deutschland dem *Robert Koch-Institut* (RKI) überantwortet; das RKI mit seinen Kommissionen, wie z. B. der *Ständigen Impfkommission* (STIKO), ist sozusagen eine Form der Institutionalisierung der (nationalen) Public Health in Deutschland – und daher auch für eine Public-Health-Ethik sehr relevant.

Allgemein können Sie sich institutionalisierte Ethik als eine Art „Bindeglied" zwischen Ethik als akademischer Disziplin (als Wissenschaft) und der moralischen Praxis im Gesundheitswesen vorstellen (vgl. Abb. 2.2). Ethik als akademische Disziplin kann zwar auch direkt die moralische Praxis beeinflussen (z. B. über ethische Argumente oder Positionen), wird dies aber sehr viel eher tun können, wenn ihre Ergebnisse in einer für die Praxis relevanten und verständlichen Weise *implementiert* werden, was am ehesten über Institutionalisierung funktionieren kann. Umgekehrt vermag die moralische Praxis auch direkt die akademische Disziplin zu beeinflussen (z. B. Relevanz von Themen, bisher nicht beachtete Aspekte) – über den Mittelweg der Institutionalisierung (z. B. eines Gremiums), welche dann auf die akademische Disziplin zurückwirkt, kann das aber wiederum besser funktionieren.

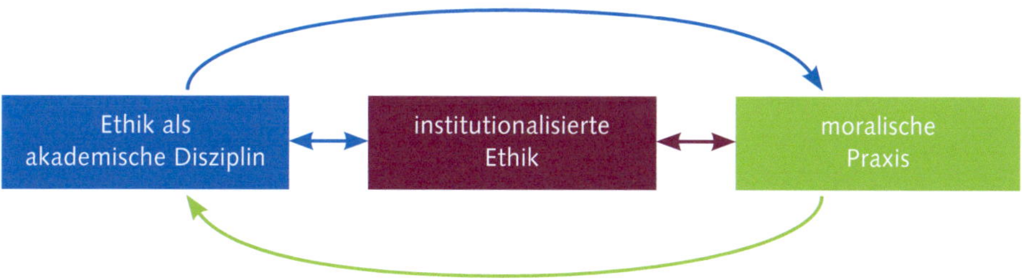

Abb. 2.2: Institutionalisierte Ethik

Es ist daher sinnvoll, einige Formen der Institutionalisierung von Ethik im Gesundheitswesen ein wenig zu kennen; auch, weil solche Institutionalisierungen typischerweise Urheber von Leitlinien und Empfehlungen etc. sein können (vgl. Kap. 2.2), aber je nachdem auch zu konkreten Entscheidungen im Gesundheitswesen befugt sind – z. B. darüber, ob ein Forschungsprojekt genehmigt wird oder nicht. Deshalb werden Sie im Folgenden mit einigen zentralen Beispielen institutionalisierter Ethik vertraut gemacht.

2.3.1 Fachgesellschaften

Fachgesellschaften und Berufsverbände sind nicht stets Institutionalisierungen von Ethik, können aber solche Aspekte mit aufweisen. Fachgesellschaften können beispielsweise fachspezifische **ethische Positionierungen** oder **Kodizes** (z. B. der ICN-Kodex für Pflegeberufe; vgl. DBfK, 2013) oder aber auch Leitlinien etc. erstellen – ein Beispiel dafür wären die weiter oben (vgl. Kap. 2.2.1) erwähnten klinisch-ethischen Empfehlungen in der COVID-19-Pandemie (vgl. Dutzmann et al., 2020). Die deutsche Fachgesellschaft für Medizinethik ist die *Akademie für Ethik in der Medizin e. V.* (AEM), die z. B. Empfehlungen für die klinische Ethikberatung (vgl. Kap. 2.3.3) erstellt (vgl. AEM, 2020).

2.3.2 Ethikkommissionen

Die *Ethikkommissionen* werden oft mit den *klinischen Ethikkomitees* (vgl. Kap. 2.3.3) verwechselt (vgl. Vollmann, 2008, S. 865). Die **medizinischen Ethikkommissionen** sind in Deutschland auf gesetzlicher Grundlage an den medizinischen Fakultäten und Ärztekammern beheimatet und sind als Gremien interdisziplinär aufgebaut. Sie setzen sich zusammen aus Vertreterinnen und Vertreter aus der Ärzteschaft, der Pharmakologie, der Biostatistik, der Jurisprudenz etc. (vgl. Vollmann, 2008, S. 865). Ihre, auch gesetzlich verankerte, Aufgabe ist es, *Ethik-Voten* für medizinische Forschungsvorhaben am Menschen zu erteilen (vgl. § 40 Abs. 1 S. 2 AMG und § 20 Abs. 1 S. 1 MPG). Ähnliches gilt für die **Tierversuchskommissionen**, die ebenfalls auf gesetzlicher Grundlage bei Tierversuchen ein Votum abgeben müssen (vgl. § 15 TierSchG). Vergleichbare Kommissionen – dann aber ohne gesetzliche Grundlage – gibt es unterdessen auch in anderen Fachbereichen, so beispielsweise für die psychologische Forschung (vgl. z.B. DGPs, 2020). Diese Ethikkommissionen werden i.d.R. von Fachgesellschaften o.Ä. verantwortet.

Ethikkommissionen bezeichnen in Deutschland also – meistens – Gremien, die *Forschungsethik* institutionalisieren.

2.3.3 Klinisches Ethikkomitee/Klinische Ethikberatung

Klinische Ethikkomitees an z.B. Krankenhäusern und in Pflegeeinrichtungen sind (in Deutschland) jünger als die Ethikkommissionen und beraten Ärztinnen und Ärzte, Pflegende und Angehörige therapeutischer Berufe bei ethischen Fragen im „Alltag der klinischen Versorgung von Patienten" (Vollmann, 2008, S. 865). Konkrete Strukturen und Aufgaben sind, im Gegensatz zu den Ethikkommissionen, je nach Standort verschieden – auch, um den Bedürfnissen und Möglichkeiten der jeweiligen Institution gerecht werden zu können (vgl. Vollmann, 2008, S. 866). Die Komitees bestehen i.d.R. aus Vertreterinnen und Vertretern der Ärzteschaft, aus Pflegenden, Seelsorgern und evtl. weiteren Personen aus anderen Gesundheitsberufen, wobei meist einige eine spezifische Ethikkompetenz aufweisen oder auch nach der AEM zertifiziert sind. Eine Kernaufgabe wird meistens im Angebot der **klinischen Ethikberatung** gesehen (vgl. Vollmann, 2008, S. 868; Albisser Schleger et al., 2012). Diese umfasst Fallbesprechungen im Einzelfall („am Krankenbett"), welche in Form eines strukturierten und moderierten Vorgehens (vgl. auch Kap. 2.1.2) die klinischen Teams in ihrer ethischen Entscheidungsfindung unterstützen sollen. Weitere Aufgaben können das Anbieten von Fort- und Weiterbildungsmöglichkeiten im Bereich Ethik oder die Erstellung lokaler Ethikleitlinien sein (vgl. Vollmann, 2008, S. 868).

Klinische Ethikkomitees bezeichnen in Deutschland also Gremien oder andere Organisationsformen, die *klinische Ethik* institutionalisieren.

2.3.4 Nationale Ethikräte: Der Deutsche Ethikrat

Viele Länder haben unterdessen **nationale Ethikräte** gebildet (vgl. Fuchs, 2005), die Instrumente der Politik- oder Gesetzgeberberatung darstellen. Während die Struktur und die Aufgaben je nach Land unterschiedlich ausfallen können, ist in Deutschland der **Deutsche Ethikrat** gesetzlich verankert im *Ethikratgesetz (EthRG)*. Der Ethikrat „bearbeitet (...) ethische, gesellschaftliche, naturwissenschaftliche, medizinische und rechtliche Fragen sowie die voraussichtlichen Folgen für Individuum und Gesellschaft, die sich im Zusammenhang mit der Forschung und den Entwicklungen insbesondere auf dem Gebiet der Lebenswissenschaften und ihrer Anwendung auf den Menschen ergeben" (Deutscher Ethikrat, 2020a). Für die Erfüllung seiner Aufgaben besteht der Ethikrat aus einem politisch unabhängigen, interdisziplinären Gremium von 26 wissenschaftlichen Expertinnen und Experten aus den Bereichen u.a. der Naturwissenschaft, Medizin, Theologie, Philosophie oder Recht (vgl. Deutscher Ethikrat, 2020a). Der Ethikrat verfasst regelmäßig Stellungnahmen, die auch für Public Health bedeutsam sein können, so z.B. zur *Impfpflicht bei Masern* (vgl. Deutscher Ethikrat, 2019), zum *Umgang mit gesundheitsrelevanten Daten* in der Gesellschaft (vgl. Deutscher Ethikrat, 2017) oder – als sogenannte Ad-hoc-Empfehlung – zu ethischen Fragen im Zusammenhang mit der COVID-19-Pandemie (vgl. Deutscher Ethikrat, 2020b).

Nationale Ethikräte wie der Deutsche Ethikrat sind Gremien, die primär der Politikberatung dienen und damit auch teilweise *Public-Health-Ethik* institutionalisieren.

ÜBUNG 2.3:

Schauen Sie sich die Websites der *Ständigen Impfkommission*, der *AEM* und des *Deutschen Ethikrats* sowie der *Ethikkommission der Ärztekammer Niedersachsen* mit ihren beiden Unterkommissionen an und lesen Sie sich jeweils durch, was diese Institutionen/Organisationen für Ziele und Aufgaben haben. Vergleichen Sie diese.

Zusammenfassung

Neben den Werten, Normen und Prinzipien einer Public-Health-Ethik und den Sachverhalten eines konkreten Falls ist auch die Kenntnis von Verfahren und Techniken erforderlich, um Public-Health-Maßnahmen ethisch zu analysieren und zu bewerten.

Im Zentrum von solchen Methoden steht die *Einzelfallanalyse*. Diese enthält diagnostische, prozessuale und die eigentlichen analytischen Methoden. Zu den diagnostischen Methoden gehört, sich über das *moralische Problem* einig zu werden. Dieses kann durch verschiedene Typen von moralischer Uneinigkeit oder Unsicherheit charakterisiert werden, wie z.B. über moralisch relevante Fakten oder über die Gewichtung von moralischen Werten, Prinzipien und Normen. Als prozessuale Methode ist bei der Einzelfallanalyse die Befolgung eines ethischen *Entscheidungsfindungsmodells* zu beachten, das sowohl gemeinsam im Team als auch für einen selbst angewendet werden kann und welches ein Ideal vorgibt, wie eine Entscheidungsfindung erfolgen sollte. Zu den analytischen Methoden schließlich gehört die Konkretisierung der Prinzipien einer Public-Health-Ethik in Form von Kriterien und deren Anwendung auf eine konkrete Public-Health-Maßnahme. Auch wenn faktisch nicht immer moralische Uneinigkeit oder Unsicherheit besteht, kann von einer gewissen professionellen Verpflichtung, ethische Analysen bei angedachten Maßnahmen durchzuführen, ausgegangen werden.

Bei wiederkehrenden moralischen Problemlagen oder Fragen können Einzelfallanalysen durchgeführt oder Leitlinien und ähnliche Instrumente unterstützend herangezogen werden. Dabei kann es sich um ethische Leitlinien (Ethikleitlinien) handeln, aber auch um medizinische oder Public-Health-Leitlinien, die neben medizinischen Aspekten auch ethische Aspekte thematisieren. Letzteres gilt ebenso für HTA-Berichte, die ebenfalls neben medizinischen und ökonomischen auch soziale, rechtliche und ethische Aspekte einer Gesundheitstechnologie bewerten können.

Leitlinien etc. sind eine Folge von verschiedenen Formen der Institutionalisierung von Ethik im Gesundheitswesen. Damit ist gemeint, dass sich im Gesundheitswesen verschiedene soziale Organisationen herausgebildet haben, die „ethische Aufgaben" im Gesundheitswesen übernehmen sollen, so wie z.B. Ethikkommissionen im Bereich der Forschung oder nationale Ethikräte für die Politikberatung. Die Kenntnis solcher Institutionalisierungen kann für eine eigene ethische Analyse insofern hilfreich sein, als solche Organisationen Urheber von Empfehlungen, Kodizes, Leitlinien oder Einzelfallanalysen sein können, an denen sich eine eigene Analyse orientieren kann.

Aufgaben zur Selbstüberprüfung

AUFGABE 2.1:
Welche „Auslöser" für moralische Probleme in Form von moralischer Uneinigkeit oder Unsicherheit kann es geben?

AUFGABE 2.2:
Welche sechs Phasen sollten bei einer ethischen Entscheidungsfindung beachtet werden? Bei welcher Phase ist die eigentliche ethische Fallanalyse zu verorten?

AUFGABE 2.3:
Was ist der Unterschied zwischen einer ethischen Leitlinie (im weitesten Sinne), einer medizinischen Leitlinie (mit ethischen Empfehlungen) und einem HTA-Bericht und worin ähneln sie sich?

AUFGABE 2.4:
Warum gibt es im Gesundheitswesen Formen institutionalisierter Ethik? Welche Formen könnten das z. B. sein? Nennen Sie bitte mindestens drei und erläutern Sie auch, wie sich diese Formen voneinander unterscheiden.

3 Falldiskussionen

Nach Bearbeitung dieses Kapitels kennen Sie typische ethische Fragestellungen und Herausforderungen in zwei wesentlichen Handlungsbereichen der Public Health: Maßnahmen zur Prävention von nicht übertragbaren Krankheiten und Maßnahmen gegen die Ausbreitung von Infektionskrankheiten. Für diese Themen werden die in den vorangegangenen Kapiteln vorgestellten Methoden exemplarisch angewendet.

In diesem Kapitel geht es um die Anwendung der bisher erarbeiteten Inhalte. Dabei betrachten wir im ersten Teil (Kap. 3.1) zwei problematische Themen der Public Health: Tabakkonsum und Adipositas (Fettleibigkeit). Zudem widmen wir uns der Frage, ob sogenanntes *Nudging* ethisch angemessen ist. In diesem ersten Teil wird der Schwerpunkt zum einen auf der Beschreibung ethischer Aspekte bei Präventionsmaßnahmen von Adipositas liegen. Zum anderen wird es um den Entscheidungsprozess bei der Frage nach ethisch angemessenen Maßnahmen gegen Tabakkonsum gehen.

Im zweiten Teil (Kap. 3.2) befassen wir uns mit Infektionskrankheiten und betrachten die ethische Angemessenheit darauf bezogener Public-Health-Maßnahmen: epidemiologische Überwachung, Impfprogramme und nicht pharmakologische Maßnahmen wie „Social Distancing". In diesem zweiten Teil wird der Fokus auf der ethischen Fallanalyse liegen, die in Kap. 2.1.2 bereits als Phase 4 eines ethischen Entscheidungsprozesses beschrieben wurde.

3.1 Prävention von nicht übertragbaren Krankheiten

Die Reduzierung der Prävalenz, also des Auftretens, von nicht übertragbaren Krankheiten ist schon seit vielen Jahren eines der zentralen Ziele der WHO. Dazu gehört allen voran der Kampf gegen **Tabakkonsum** und **Adipositas**. Mit der Tabakrahmenkonvention wurde 2003 der erste völkerrechtliche Vertrag für ein Gesundheitsthema geschlossen (vgl. WHO, 2003). Zudem entwickelte das Regionalbüro der WHO für Europa 2007 eine „Antwort auf die Adipositas-Epidemie" (WHO, 2007). Sowohl Rauchen als auch Adipositas gelten als Faktoren, die unstrittig Krebs, Diabetes und

Herz-Kreislauf-Erkrankungen begünstigen (vgl. Deutsches Krebsforschungszentrum, 2015, S. 1; Jha et al., 2013, S. 343; Effertz, 2016, S. 81).

ÜBUNG 3.1:

Das europäische Regionalbüro der WHO fasst den Umfang und die Bedeutung von nicht übertragbaren Krankheiten für Europa zusammen. Dies ist der Hintergrund und die Legitimationsgrundlage für Public-Health-Maßnahmen in diesem Feld. Recherchieren Sie die Kennzahlen (Todesfälle, Krankenlast etc.) und überlegen Sie, welche Bedeutung die erwähnten Krankheiten für die Public Health haben.

Bevor wir mit dem Entscheidungsfindungsprozess zur Angemessenheit von Maßnahmen gegen Tabakkonsum und Adipositas beginnen, sollten wir eine wichtige Frage vorab diskutieren:

Ist Rauchen Teil des Lifestyles oder eine Sucht, und sind adipöse Menschen faul, maßlos oder krank?

Rauchen ist ein Hobby oder ein Laster! – Niemand wird gezwungen zu rauchen, die Beschaffungskosten muss jeder Raucher/jede Raucherin selbst tragen und wir leben in einem liberalen Land. Deswegen ist Rauchen reine Privatsache und jegliche Einmischung wäre illegitim. Dies ist die eine Perspektive.

Rauchen ist eine Sucht und Raucherinnen und Raucher sind krank! – Mit dem Rauchen aufzuhören ist schwer. 69 % der Raucher/-innen wollen aufhören, aber nur 7,5 % gelingt es (vgl. CDC, 2020). Zudem fangen 88 % der Raucher/-innen vor ihrem 18. Lebensjahr mit dem Rauchen an (vgl. U.S. Department of Health & Human Services, 2012, S. 134). In diesem Alter gelten Personen noch nicht als voll verantwortlich für ihre Entscheidungen und dürfen z. B. weder ein Auto kaufen, geschweige denn dieses allein fahren. Raucher/-innen haben diese Entscheidung also oft in einem Alter getroffen, in dem sie nicht voll verantwortlich für diese Entscheidung sind; deshalb können wir sie nun auch nicht voll dafür verantwortlich machen. Das ist die andere Perspektive.

Eine vergleichbare Debatte ließe sich auch über den Anteil an Verantwortung von Individuen bei Adipositas führen. Das Nettoplus an Kalorien, welches Menschen im Schnitt zu sich nehmen, und der weit verbreitete Bewegungsmangel scheinen vor allem auf Entscheidungen von Individuen zurückzuführen zu sein. Der Preis von Fett und Zucker, die Zugänglichkeit von Informationen über deren Gehalt in Lebensmitteln sowie ein bewegungsfreundliches und förderliches Wohn- und Lebensumfeld sind hingegen relevante Einflussfaktoren, für die Individuen schwer persönlich verantwortlich gemacht werden können.

Wenn wir also anerkennen, dass Individuen nicht in vollem Umfang für ihre (heutige) Situation verantwortlich gemacht werden können, ergibt sich daraus eine Verantwortung für *gemeinschaftliches* Handeln. Dies sind Fragen des Schutzes vor Krankheiten und damit eine der zentralen Aufgaben der Public Health. Im Folgenden werden wir daher Tabakkonsum und Adipositas genauer unter einer Public-Health-Ethik-Perspektive betrachten.

An dieser Stelle sei auch erwähnt, dass es unterschiedliche Auffassungen darüber gibt, was Gesundheit und vor allem Krankheit ist (für eine Übersicht von Krankheitsmodellen vgl. Faller/Lang, 2017, S. 14 ff.). Seien Sie sich bewusst, dass Ihr Verständnis von Krankheit auch Ihre Sicht auf die oben gestellte Frage maßgeblich prägen wird.

ÜBUNG 3.2:
Überlegen Sie, welche Krankheitsmodelle Sie kennen, und prüfen Sie für mindestens zwei solcher Modelle, welchen Einfluss das jeweilige Verständnis von Krankheit auf die Frage hat, ob Rauchen ein bloßes Laster oder eine ernstzunehmende Suchterkrankung ist.

3.1.1 Public-Health-Problem: Adipositas

Übergewicht und Adipositas sind ein globales Public-Health-Problem. Laut WHO sind Adipositas und ihre Folgeerkrankungen für ebenso viele Gesundheitsprobleme und Frühsterbefälle verantwortlich wie das Rauchen (vgl. WHO/Europa, 2007, S. xiii). In Deutschland sind 67 % der Männer und 53 % der Frauen übergewichtig und jeder vierte Erwachsene (23 % der Männer und 24 % der Frauen) ist adipös (vgl.

Mensink et al., 2013, S. 789). Bei den Kindern sind etwa 15 % übergewichtig, darunter 6 % adipös (vgl. RKI, 2018, S. 18). Diese Zahlen mögen zunächst klein wirken, es darf aber nicht vergessen werden, dass die Mehrzahl dieser Kinder im Erwachsenenalter nicht nur übergewichtig oder adipös bleibt, sondern dies auch zu einer Vielzahl an Folgeerkrankungen und substanziellen Kosten für das Gesundheitssystem führt. Damit gibt es gute Gründe, öffentliches Geld in die Hand zu nehmen und Präventionskampagnen zu starten.

Da Kinder und Jugendliche einen erheblichen Teil ihrer Zeit in der Schule verbringen, ist es naheliegend, gerade in diesem Setting Maßnahmen zur Adipositasprävention durchzuführen. Eine aktive Gestaltung der schulischen Umgebung sowie die damit verbundenen Ressourcen und Praktiken können deshalb als Schlüsselstrategien zur Bekämpfung von Übergewicht und Adipositas bei Kindern und Jugendlichen verstanden werden (vgl. Mâsse/Niet, 2013, S. 8).

Welche ethischen Prinzipien sind relevant?

Zunächst sind die Rechte von Kindern und Jugendlichen zu bedenken. Ihre Autonomie ist noch etwas eingeschränkt, dafür gibt es eine besondere Fürsorgepflicht (**Prinzip des Respekts der Autonomie, des Wohltuns und des Nichtschadens**). Zudem steht den Eltern eine gewisse Freiheit vor staatlicher Einmischung in die Erziehung zu; also ist auch deren Autonomie zu respektieren. Die Prävalenz von Adipositas ist in verschiedenen Subgruppen der Bevölkerung unterschiedlich, wobei sie bei Personen mit geringem Einkommen höher ausfällt (vgl. Flegal et al., 2010, S. 216). Daher spielen Gerechtigkeitsfragen, z. B. bei der Verteilung von (finanziellen) Mitteln – oder anderen begrenzten Ressourcen wie die Public-Health-Kompetenz – eine Rolle (**Prinzip der Gerechtigkeit**). Angesichts einer großen Anzahl an Betroffenen und begrenzter Ressourcen ist es auch wichtig, dass die Maßnahmen effizient sind (**Prinzip der Effizienz**). Schließlich bedeuten die Folgeerkrankungen Belastungen für das solidarische Gesundheitssystem, was ebenfalls zu berücksichtigen ist (**Prinzip der Gemeinwohlorientierung**).

Die drei folgenden allgemeinen Hypothesen bilden die Eckpunkte für die Beschreibung ethischer Aspekte im Kontext von Maßnahmen zur Adipositas-Prävention bei Kindern und Jugendlichen:

„Kindern und vor allem Jugendlichen steht ein (altersangepasstes) Selbstbestimmungsrecht zu, das weder von Eltern/Stellvertretern noch vom Staat beliebig übergangen werden darf – dies gilt auch bei Präventions-Maßnahmen.
Viele Präventions-Maßnahmen beruhen auf impliziten und unreflektierten ethischen Abwägungen (z. B. zwischen der Selbstbestimmung der Kinder/Jugendlichen und dem Nutzen durch die Maßnahme, die aber Fremdbestimmung mit sich bringt); implizite Abwägungen sind jedoch ungeprüft und entziehen sich (vielleicht berechtigter) Kritik.
Auch können vermeintlich wohlwollende Präventions-Maßnahmen ein Risiko der (unbeabsichtigten) Schädigung beinhalten, was ethisch bei der Planung und Durchführung einer Maßnahme zu berücksichtigen ist." (Mertz et al., 2018, S. 246)

Ethische Aspekte – eine kleine Typologie

Bevor wir ethische Aspekte betrachten, sollten wir zwei wichtige Unterscheidungen einführen, die für eine präzise Beschreibung eines moralischen Problems relevant sind. Ausgehend vom Prinzipienansatz einer Public-Health-Ethik (vgl. Kap. 1.5) sollen *ethische Herausforderungen* und *ethische Risiken* unterschieden werden.

Mit **Herausforderungen** wird ein Konflikt zweier oder mehrerer Prinzipien oder ihrer Spezifizierungen beschrieben, wie z. B. das Abwägen zwischen Solidarität („Gesellschaft soll kranken Kindern und Jugendlichen helfen") und persönlicher Verantwortung („kranke Kinder und Jugendliche sind – auch – selbst dafür verantwortlich, dass sie krank sind"). Das Abwägen zwischen dem Prinzip des Wohltuns, Gerechtigkeitserwägungen und der Verantwortung (als Pflicht), die mit Selbstbestimmung (als Recht) einhergeht, ist herausfordernd und die moralische Bewertung nicht eindeutig.

Bei einem **Risiko** dagegen besteht die Gefahr, dass ein Prinzip oder mehrere Prinzipien nicht oder unzureichend berücksichtigt werden. So beispielsweise, wenn einzelne Kinder oder Jugendliche durch wettkampforientierte Sportprogramme, die als Teil der Präventionsmaßnahmen eingesetzt werden, ausgeschlossen werden (z. B. weil sie nicht wettkampforientiert Sport treiben wollen), wodurch sie weniger Nutzen von der Maßnahme haben als andere Kinder und Jugendliche (vgl. Kahrass et al., 2017, Supplementary material 2 – Tab. B, S. 2). Die moralische Bewertung dagegen ist beim ethischen Risiko vergleichsweise einfach – „das sollte so nicht sein".

Eine weitere Unterscheidung, die wir in der Systematik berücksichtigen wollen, betrachtet die **Ursache** des ethischen Aspekts und unterscheidet dabei zwischen **Intervention** und **Krankheit**. Diese Unterscheidung ist bedeutsam und sollte bei der Reaktion auf ein moralisches Problem berücksichtigt werden:

> „So muss beispielsweise Stigmatisierung, die durch die Krankheit selber verursacht wird, durch ‚Stärkung der Resilienz' und mittels ‚Coping-Strategien' begegnet werden (Panzer, Dhuper, 2014, S. 145 f.) oder durch ‚Anti-Diskriminierungs-Training' in Schulklassen (Diedrichs/Barlow, 2011, S. 854; Poustchi et al., 2013, S. 345 f.), während Stigmatisierung, die durch eine Präventionsmaßnahme verursacht (oder verstärkt) wird, eher durch eine Modifizierung des Vorgehens oder durch spezielles Training der Mitarbeitenden begegnet werden muss." (Mertz et al., 2018, S. 251).

Sie haben jetzt ein paar Unterscheidungsmerkmale kennengelernt, die bei der Beschreibung eines ethischen Aspekts wichtig sein können und im Folgenden Anwendung finden. Dabei bilden die zentralen Prinzipien (vgl. Kap. 1.5) den Ausgangspunkt. Die folgenden spezifischen ethischen Aspekte (vgl. Tab. 3.1) wurden aus der Literatur übernommen (vgl. Mertz et al., 2018, S. 249 ff.).

Tab. 3.1: Spektrum ethischer Aspekte bei Maßnahmen zur Prävention von Adipositas bei Kindern und Jugendlichen (vgl. Mertz et al., 2018, S. 249 ff.)

Spezifische ethische Aspekte bei Maßnahmen zur Prävention von Adipositas
Nutzen ■ Interventionsspezifische Herausforderung: Wenn Stress und negativer Druck eingesetzt werden, um Kinder und Jugendliche zu einer Gewichtsreduktion zu motivieren, sollte dies mit Vorsicht geschehen, damit der Schaden nicht größer ist als der Nutzen.
Schaden ■ Krankheitsspezifisches Risiko: Wenn die Gesundheit eines Kindes oder Jugendlichen zu sehr auf das Körpergewicht reduziert wird, können dadurch andere gesundheitliche Dimensionen, z. B. die psychische oder soziale Gesundheit, vernachlässigt werden, da „Gesundheit" dann zu einseitig körperlich geprägt ist. Ein weiteres Risiko besteht, wenn Kinder und Jugendliche für ihre Erkrankung an Adipositas oder für ihre Übergewichtigkeit von den Therapeuten/Therapeutinnen zu einem sehr großen Teil oder sogar vollumfänglich selbst verantwortlich gemacht werden. Dann können diese Annahmen dazu führen, dass die Therapeuten/Therapeutinnen schädliche Sprach- und Verhaltensformen gegenüber den von ihnen behandelten Kindern und Jugendlichen an den Tag legen.

Spezifische ethische Aspekte bei Maßnahmen zur Prävention von Adipositas

- Interventionsspezifisches Risiko: Durch das Vernachlässigen der psychologischen Konsequenzen von Stigmatisierung können Suizidgedanken erst (zu) spät erkannt werden.

Gemeinwohlorientierung

- Interventionsspezifische Herausforderung: Wie oben bereits erwähnt, können einzelne Kinder oder Jugendliche durch wettkampforientierte Sportprogramme ausgeschlossen werden. Dabei ist kontinuierlich zu prüfen, ob dieser Schaden noch in einem angemessenen Verhältnis zu dem Nutzen von kompetitiven Ansätzen steht.

Effizienz/Kosten

- Krankheitsspezifisches Risiko: Ebenfalls kann die alleinige Zuschreibung von Schuld auf die Betroffenen dazu führen, dass Kosten auf diese abgewälzt werden.

Gerechtigkeit

- Krankheitsspezifische Herausforderung: Das höhere gesundheitliche Risiko aus Familien mit geringen Einkommen, an Adipositas zu erkranken oder übergewichtig zu werden, muss bei der Prävention angemessen berücksichtigt werden, um u. a. Benachteiligungen zu vermeiden.
- Krankheitsspezifisches Risiko: Wenn bei der Umsetzung einer Präventionsmaßnahme nicht bedacht wird, dass Menschen aus einkommensschwachen Wohngebieten oder Minderheitenbezirken oft schlechteren Zugang zu öffentlichen Verkehrsmitteln, Sporteinrichtungen und Freizeitmöglichkeiten etc. haben, werden bestehende, aber beeinflussbare Ungleichheiten nicht abgebaut.
- Interventionsspezifisches Risiko: Die Zugangskriterien für Präventionsprogramme können bestimmte Gruppen oder Individuen diskriminieren, weshalb sie sorgfältig ausgewählt werden sollten.

Autonomie

- Interventionsspezifisches Risiko: Wenn Präventionsmaßnahmen in problematischer und nicht legitimierter Weise in die Kultur, in bestehende gesellschaftliche Strukturen und in soziale Beziehungen eingreifen, können Freiheiten unangemessen eingeschränkt sein.
- Interventionsspezifische Herausforderung: Die Grenzen zwischen Solidarität (Gesellschaft soll kranken Kindern und Jugendlichen helfen) und persönlicher Verantwortung (kranke Kinder und Jugendliche sind – auch – selbst dafür verantwortlich, dass sie krank sind) in Bezug auf Adipositas oder Übergewicht sind schwer zu ziehen.

Legitimität

- Interventionsspezifische Herausforderung: Jede Präventionsmaßnahme muss den Eingriff in die Selbstbestimmungsrechte der Kinder und Jugendlichen, aber auch der Eltern, rechtfertigen.

Was gibt es abschließend zur Abwägung ethischer Aspekte bei Maßnahmen zur Adipositas-Prävention zu sagen?

Ausgehend von allen sechs hier als relevant betrachteten Prinzipien haben wir dreizehn unterschiedliche ethische Aspekte betrachtet. Die Verortung der Aspekte bei bestimmten Prinzipien ist nicht immer eindeutig, sodass Sie nicht zwingend falsch liegen, wenn Sie einen Aspekt einem anderen Prinzip zuordnen würden als oben dargestellt.

> **!** Ethische Abwägungen bei Public-Health-Maßnahmen werden oft implizit und unreflektiert „im Hintergrund" vorgenommen. Der mögliche Nutzen, z. B. *weniger übergewichtige und adipöse Kinder und Jugendliche mit entsprechend verringerten gesundheitlichen und gesundheitsökonomischen Folgeschäden*, wird oft als Ziel kommuniziert und ist deswegen prominenter als mögliche Schäden. Diese sind oft unkonkreter und diffuser, wie z. B. *Eingriffe in das Leben und Vorstellungen anderer Personen oder psychische „Begleitschäden"*.

Sie haben sich auf den vorangegangenen Seiten mit einem gewissen Spektrum von ethischen Aspekten vertraut gemacht. Dies kann dabei helfen, die relevanten moralischen Probleme im Rahmen einer strukturierten Entscheidungsfindung zu identifizieren, welche Sie im nächsten Teil nachvollziehen können.

3.1.2 Public-Health-Problem: Tabakkonsum

„Rauchen verursacht Mund-, Rachen- und Kehlkopfkrebs." – Das ist einer der Warnhinweise, die seit 2014 verpflichtend auf Zigarettenpackungen stehen. Dennoch rauchte 2018 noch fast jeder vierte Erwachsene (23 %, das entspricht etwa 12 Mio. Menschen in Deutschland). Die Raucherquote macht bei Männern 26 % und bei Frauen 20 % aus. In Deutschland wurden im Jahr 2018 insgesamt 26,4 Mrd. Euro für Tabakwaren ausgegeben, etwa eine Mrd. Euro mehr als im Jahr davor. Die Nettoeinnahmen aus der Tabaksteuer betrugen im Jahr 2018 14,3 Mrd. Euro (vgl. BZgA, 2020). Im Folgenden wenden wir das Entscheidungsfindungsmodell (vgl. Kap. 2.1.2) an.

Bestimmung und Fokussierung auf das zentrale Problem

Bestimmen wir zunächst das zentrale moralische Problem: Rauchen ist das größte vermeidbare Gesundheitsrisiko in Deutschland. Jedes Jahr sterben deutschlandweit schätzungsweise zwischen 110.000 und 140.000 Menschen an den Folgen des Rauchens. Der Konsum von Tabak war für 15 % der Tode von Männern und 7 % von Frauen verantwortlich (vgl. GBE-Bund, 2006, S. 107).

Die WHO gibt an, dass die Tabakepidemie eine der größten Bedrohungen der öffentlichen Gesundheit ist, die jährlich mehr als 8 Mio. Menschen auf der ganzen Welt tötet. Mehr als 7 Mio. dieser Todesfälle sind die Folge des direkten Tabakkonsums, während etwa 1,2 Mio. auf die Belastung von Nichtrauchern/Nichtraucherinnen durch Passivrauchen zurückzuführen sind. 65.000 Kinder sterben jedes Jahr an Krankheiten, die auf Passivrauchen zurückzuführen sind (vgl. WHO, 2019). Maßnahmen zur Reduzierung des Tabakkonsums können also mit dem **Prinzip des Wohltuns** und dem **Prinzip des Nichtschadens** gerechtfertigt werden.

Die Kosten, die in Deutschland durch tabakbedingte Krankheiten und Todesfälle entstehen, werden auf knapp 23 Mrd. Euro pro Jahr geschätzt. Hinzu kommen nochmal 1,2 Mrd. durch das Passivrauchen (Kinder und Partner/-innen) und 1,4 Mrd. Euro für Pflege, Reha und Unfälle (vgl. Deutscher Bundestag, 2019, S. 1). Laut der Bundeszentrale für gesundheitliche Aufklärung (BZgA) ist dies allerdings nur ein Drittel der insgesamt geschätzten 79 Mrd. Euro für Deutschland (vgl. BZgA, 2020). Die beiden anderen Drittel entfallen auf sogenannte „indirekte Kosten", z. B. durch Arbeitsausfälle und Frühverrentungen.

Allerdings bedeutet Freiheit, tun und lassen zu können, was man will. Wir leben in einer Gesellschaft, die Individuen auch grundsätzlich gestattet, sich selbst zu schädigen oder ein Risiko einzugehen – denken Sie an Piercings und weitere Formen der Körpermodifikation (engl.: *body modification*), schnelles Auto- und Motorradfahren oder Fahrradfahren ohne Helm. Wir betrachten all dies als Ausdruck von Freiheit – gerechtfertigt durch den **Respekt der Autonomie**. Auch der Zigarettenverband argumentiert entsprechend mit „Individualrechten der Bürger" und weiter mit dem **Grundrecht der Meinungs-, Werbe- und Berufsausübungsfreiheit** (Art. 5 und 12 GG) gegen weitere Maßnahmen zur Einschränkung des Tabakkonsums (Zigarettenverband, o. J., S. 1 f.).

Es besteht also eine moralische Uneinigkeit oder Unsicherheit bei der Gewichtung der involvierten Werte und Prinzipien sowie auch bei der Reichweite der Prinzipien: Wie weit reicht „Respekt der Autonomie", wenn dadurch anderen Personen Schaden zugefügt wird, und wie weit kann „Nichtschaden" Einschränkungen der Entscheidungs- oder Handlungsfreiheit rechtfertigen? Dadurch wird unklar, welche Maßnahmen ethisch angemessen sind.

Bestimmung der möglichen Handlungsoptionen

Richten wir nun unseren Blick auf **verschiedene Handlungsoptionen**, die denkbar sind. Das folgende Stufenschema ist eine von uns vorgenommene Übersetzung ins Deutsche und basiert auf einem Bericht des englischen Nuffield Council on Bioethics mit dem Namen „Public health: ethical issues“ (vgl. Nuffield Council on Bioethics, 2007, S. XIX). Die Einschränkung der Entscheidungsfreiheit nimmt von 1 bis 8 kontinuierlich zu (vgl. Abb. 3.1):

1. *Gar nichts tun oder die aktuelle Situation beobachten*

   Bekannte Risikofaktoren von Krankheiten sollten mindestens gut beobachtet werden („epidemiologische Überwachung“). Dies liefert Daten über Trends in der Prävalenz. Regelmäßig ist kritisch zu prüfen, ob Menschen nicht zumindest (besser) aufgeklärt werden müssen; denn nur informierte Menschen können Eigenverantwortung übernehmen.

2. *Entscheidung anbahnen/Informationen anbieten:*

   Dies gelingt vor allem dadurch, dass über die Gefahren des Rauchens informiert und geschult wird. Konsistent wäre, gleichzeitig Werbung und verharmlosende Darstellungen von Tabakkonsum zu verbieten. Laut WHO haben nur 48 Länder, die 18 % der Weltbevölkerung repräsentieren, sämtliche Formen von Tabakwerbung, Promotion und Sponsoring vollständig verboten. Deutschland gehört nicht dazu.

3. *Entscheidungen ermöglichen:*

   Mit dem Rauchen aufzuhören ist nicht leicht. Deshalb sollten im nächsten Schritt Raucherentwöhnungsprogramme leicht zugänglich gemacht werden; das bedeutet, über das Vorhandensein und die Teilnahmebedingungen zu informieren und mögliche Barrieren – finanzielle, organisatorische etc. – abzubauen.

(8) Entscheidungen eliminieren (Verbieten)
(7) Entscheidungen begrenzen (Sanktionieren)
(4-6) Entscheidungen lenken (Motivieren)*
*durch neue Standards, Anreize oder Bestrafung
(3) Entscheidungen ermöglichen (Anbieten)
(2) Entscheidungen anbahnen (Informieren)
(1) Entscheidungen frei lassen (Erlauben)

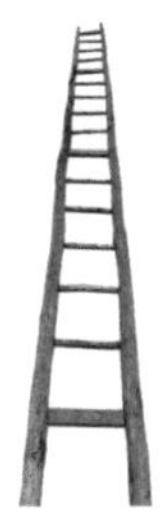

Abb. 3.1: Die Interventionsleiter möglicher staatliche Eingriffe zum Schutz der Bevölkerung und des Einzelnen (vgl. Nuffield Council on Bioethics, 2007, S. XIX)

4. *Entscheidungen lenken durch neue Standards:*

   Raucher/-innen könnten automatisch in Raucherentwöhnungsprogramme eingeschlossen werden. Dies setzt bereits ein sehr deutliches Zeichen, welches Verhalten sozial erwünscht ist. Unklar ist, wie die Nichtteilnahme sanktioniert werden kann. In anderen Fällen, wie z. B. dem Schwangerschaftsabbruch, gibt es einen ähnlichen Automatismus im Sinne einer verpflichtenden fachlichen Beratung. Allerdings kann hier die Durchführung der Maßnahme mit der erfolgreichen Teilnahme an einer Beratung gekoppelt werden, wohingegen Raucherentwöhnungsprogramme nur einen freiwilligen Charakter haben können.

5. *Entscheidungen lenken durch Anreize:*

   Das Nichtrauchen finanziell zu belohnen ist ein Anreiz, um aufzuhören bzw. nicht anzufangen. Hierunter fallen Prämien für gesundheitsförderliches Verhalten ebenso wie die Besteuerung von Tabakprodukten. Es ergeben sich allerdings Folgefragen, nämlich welcher Anreiz den höchsten Effekt hat oder warum das Beenden einer schädlichen Handlung belohnt werden soll, niemals angefangen zu haben aber nicht. Die Frage nach dem „effektivsten Anreiz" kann empirisch beantwortet werden. Da aber am zweiten Einwand etwas dran ist, sollte dieser Aspekt bei der Entwicklung eines Anreizsystems berücksichtigt werden. Ferner können auch Rauchverbote - z. B. in öffentlichen Gebäuden, Bahnhöfen etc. - Anreize sein, nicht zu rauchen.

6. *Entscheidungen lenken durch Bestrafung:*

   Eine weitere Möglichkeit, Entscheidungen zu lenken, ist, Raucher/-innen finanziell zu belasten, z.B. wenn der Tabakkonsum Einfluss auf die Versicherungsprämie oder den Leistungsumfang der Krankenkassen hat. Arbeitgeber könnten anfangen, Nichtraucher/-innen bei Neueinstellungen zu bevorzugen, oder das Einstellen von Rauchern/Raucherinnen ganz verbieten. Manchmal sind Anreiz und Strafe das Gleiche mit umgekehrten Vorzeichen; so kann die Besteuerung von Tabakprodukten auch als finanzielle Strafe gesehen werden.

7. *Entscheidungen begrenzen:*

   Da Raucher/-innen innerhalb der bestehenden Belegschaft nicht durch eine neue Einstellungspolitik zu erreichen sind, könnte diesen mit Entlassung gedroht werden, wenn sie nicht mit dem Rauchen aufhören. Menschen werden in einer existenziellen Frage, wie z.B. dem Zugang zum Arbeitsmarkt, vor eine Entweder-oder-Wahl gestellt.

8. *Entscheidung eliminieren:*

   Wenn Besitz, Verkauf und/oder der Konsum von Tabakprodukten grundsätzlich illegal sind, kann theoretisch keine Entscheidung mehr getroffen werden.

Beurteilung des (verfügbaren) Wissens

Angesichts der näher rückenden Entscheidung stellt sich als Nächstes die Frage, was wir über die Wirkungen konkreter Maßnahmen wissen und wie belastbar dieses Wissen ist.

Es gibt zwei evaluierte Schulprogramme zur Tabakprävention (*Infomieren*), „Klasse 2000", welches sich an die Klassenstufen 1 bis 4 richtet, und „Be Smart – Don't Start", welches die Klassenstufen 5 bis 8 anspricht. Festzuhalten ist eine geringe Wirksamkeit für beide Programme. Konkret müssen über 23 bzw. 28 Schüler/Schülerinnen teilnehmen, damit ein Schüler oder eine Schülerin für mindestens ein oder zwei Jahre davon abgehalten wird, mit dem Rauchen anzufangen. Zudem erreichen diese Programme nur jeden zehnten Schüler/jede zehnte Schülerin (vgl. Isensee/Hanewinkel, 2012, S. 113 f.; Maruska et al., 2001, S. 309 f.).

In einer U.S.-Studie wurde die Effektivität von Rauchentwöhnungsprogrammen mit und ohne Anreizsystem (*Ermöglichen* versus *Lenken*) in einem Unternehmen verglichen. Im Ergebnis hörten zwar dreimal mehr Menschen mit dem Rauchen auf, wenn sie 750 Dollar Anreiz bekamen, allerdings waren dies insgesamt nur 9 % der Aufhörwilligen (vgl. Volpp, 2011, S. 389). Die nicht rauchende Belegschaft beschwerte sich, da sie für ihr immer schon gesundheitsförderliches und vorbildliches Verhalten *nicht* belohnt wurde. Diesen legitimen Einwänden wurde dadurch begegnet, dass in der nächsten Runde das Bonus- in ein Malus-System in der Höhe von 625 Dollar umgewandelt wurde; dies hatte wenig Einfluss auf die Wirksamkeit, benachteiligte aber die Nichtraucher/-innen nicht (vgl. Volpp, 2011, S. 389).

Die Erhöhungen der Tabaksteuer (*Lenken*) ist eine der effektivsten Maßnahmen, um Menschen vom Rauchen abzuhalten (vgl. Liang et al., 2003, S. 18 f.). Dies gilt insbesondere für Kinder und Jugendliche, da diesen meist verhältnismäßig wenig Geld zur Verfügung steht, sie dadurch preisempfindlicher sind als Erwachsene (vgl. Gruber, 2001, S. 207; IARC, 2011, S. 201 ff.). Dabei führen 10 % Preiserhöhungen zu einer durchschnittlichen Verringerung des Zigarettenkonsums um 4 %, teilweise sogar um 13 % (vgl. World Bank, 1999, S. 38 ff.; U.S. Department of Health and Human Services, 2000, S. 341 ff.; Ross, Chaloupka, 2003, S. 228). Laut WHO gibt es nur in 38 Ländern (etwa 14 % der Weltbevölkerung) hohe Tabaksteuern (vgl. WHO, 2019).

Rauchverbote (*Lenken*) im öffentlichen Raum machen das Rauchen weniger attraktiv und gesellschaftsfähig und tragen dadurch zu einem Rückgang des Tabakkonsums bei. So sank durch die Einführung der Nichtraucherschutzgesetze die Zahl rauchender Jugendlicher von 18 % im Jahr 2007 auf 13 % im Jahr 2010 (vgl. Rennen et al., 2014, S. 79 f.; Deutsches Krebsforschungszentrum, 2014, S. 1 f.).

Wir wissen aus der Geschichte, dass die *Prohibition*, das landesweite Verbot der Herstellung, des Transports und des Verkaufs von Alkohol in den USA, 1933 nach 13 Jahren wieder abgeschafft wurde – u. a. deshalb, weil der Markt weiter existierte, nun aber in Bereiche ohne staatliche Aufsicht abgewandert war. Diese Gefahr könnte bei umfassenden Rauchverboten ebenfalls bestehen.

Bewertung der Handlungsoptionen und ihrer (möglichen) Folgen

Angesichts des Schadenspotenzials für die individuelle Gesundheit von Raucherinnen und Rauchern, deren Angehörigen sowie die (Volks-)Ökonomie scheint es allemal gerechtfertigt, öffentliche Gelder für Informationskampagnen auszugeben (**Prinzipien des Wohltuns und des Nichtschadens**). Andere kostengünstige Maßnahmen, die ebenfalls darauf abzielen, eine *Entscheidung anzubahnen*, wie z. B. ein Werbeverbot im öffentlichen Raum und im Internet oder ein Verbot animierter Tabakwerbung, begünstigen, dass Individuen freie und informierte Entscheidungen treffen können, was die Ausübung von Selbstbestimmungsrechten unterstützen kann (**Prinzip des Respekts der Autonomie**). Von einer substanziellen unmittelbaren Gefahr durch entsprechende Maßnahmen für die **(Freiheits-)Rechte von Privatunternehmen** kann schwer argumentiert werden, solange der Verkauf und der Bezug von Tabakwaren nicht betroffen sind.

Maßnahmen, die *Entscheidungen ermöglichen* und *lenken* wollen, verfolgen dieselben Ziele. Mit diesen Stufen wird die Entscheidungsfreiheit jedoch immer weiter eingeschränkt, und spätestens beim *Lenken durch Bestrafung* ist zu bedenken, dass ein Betrag X relativ zum durchschnittlichen Haushaltseinkommen zu Gewicht fällt und dadurch Menschen mit niedrigerem Einkommen so stärker belastet werden als solche mit höherem Einkommen (**Prinzip der Gerechtigkeit**).

Beim *Begrenzen von Entscheidungen* ist keine freie Entscheidung mehr möglich. Besonders problematisch ist dies, da die Betroffenen die Entscheidung für das Rauchen unter anderen Bedingungen und vermutlich zu einer Zeit mit einer weniger kritischen öffentlichen Meinung getroffen haben. Ob wir dies letztendlich als ethisch angemessen betrachten oder nicht, hängt auch stark vom **Krankheitsverständnis** und der **Vorstellung von Gerechtigkeit** ab.

Das Verbot einer Entscheidung ist nicht gleichbedeutend mit dem Verhindern einer Entscheidung – auch wenn dies bedeutet, dass diese Handlung dann illegal ist. Daher ist zu bedenken, wie schwer der Schaden wiegt, der durch die fehlende staatliche Aufsicht entsteht, z. B. in Bezug auf Qualität oder Hygiene. Zudem betrifft die Legalisierung einer Sache bzw. Tätigkeit das **Recht der freien Berufswahl** (vgl. Art. 12 GG). Vielleicht fragen Sie sich jetzt, ob Letzteres nicht auch die Kopplung des Raucherstatus an eine Einstellung in einem Unternehmen verbietet – solange Sie noch ausreichend Möglichkeit haben, bei einem anderen Arbeitgeber oder in einer anderen Branche zu arbeiten, eher nicht.

Bei der Bewertung von Maßnahmen ist zudem wichtig zu bedenken, dass sozial schwächere Bevölkerungsgruppen häufiger rauchen und bei dem Versuch, mit dem Rauchen aufzuhören, weniger erfolgreich sind (vgl. Heilert/Kaul, 2017, S. 53 ff.; Kotz/West, 2009, S. 149 ff.). Auch beim Schulabschluss und dem Haushaltsnettoeinkommen gibt es einen linearen Zusammenhang: je niedriger der Schulabschluss und das Einkommen, desto höher der relative Anteil an Raucherinnen und Rauchern (vgl. Tab. 3.2).

Tab. 3.2: Bevölkerungsanteil der Raucher/-innen nach Schulabschuss und Haushaltseinkommen, Stand: 2016/2017 (vgl. Kotz et al., 2018, S. 237)

Schulabschluss		Haushaltseinkommen	
kein Schulabschluss	41,6 %	< 1000 €/Monat	36,5 %
Haupt-/Volksschule	32,7 %	1001–2000 €/Monat	29,9 %
Realschule/Mittlere Reife	32,7 %	2001–3000 €/Monat	29,3 %
Fachhochschule	23,0 %	3001–4000 €/Monat	25,6 %
Abitur/Hochschulreife	20,0 %	4001–5000 €/Monat	26 %
		> 5000 €/Monat	23,2 %

Auswahl der Handlungsoptionen/Entscheidung

Es gibt viele gute Gründe, Maßnahmen gegen den Tabakkonsum zu ergreifen. Da der Raucherstatus zwischen den unterschiedlichen Milieus nicht gleich verteilt ist, sollten insbesondere bei Sanktionen oder finanziellen Belastungen von Rauchern/Raucherinnen Gerechtigkeitsaspekte bedacht werden. Eine eindeutige Festlegung, welche Maßnahmen nicht mehr ethisch angemessen sind, kann an dieser Stelle wegen der eher kursorisch durchgeführten Analyse nicht erfolgen. Wichtig bleibt, dass das Lenken von Entscheidungen bereits ein starker Eingriff in die Selbstbestimmungsrechte sein kann (vgl. auch Kap. 3.1.3 zur Angemessenheit des sogenannten *Nudging*).

Maßnahmen, die informierte Entscheidungen ermöglichen, z.B. Flyer zu Risiken und Angebote zur Entwöhnung oder aber Werbeverbote, zielen auf Wohlergehen bzw. Schadensabwendung und Selbstbestimmungsrechte ab und sind daher zu begrüßen. Entsprechend werden solche Maßnahmen auch von der WHO empfohlen (vgl. WHO, 2003). Deutschland hat das WHO-Rahmenübereinkommen zur Eindämmung des Tabakgebrauchs 2004 zwar ratifiziert, allerdings bis heute noch kein umfassendes Tabakwerbeverbot umgesetzt. So ist es beispielweise möglich, auf Plakaten im öffentlichen Raum und/oder mittels animierter Werbung auf Displays in den Tabakwarenregalen hinter dem Tresen an Tankstellen oder Kiosken, Tabak zu bewerben (vgl. Deutscher Bundestag, 2020; Deutscher Bundestag, 2019, S. 1 f.).

Die WHO und einige U.S.-Arbeitgeber haben entschieden, keine Raucher/-innen mehr einzustellen (vgl. Patel/Schmidt, 2017, S. 701).

HINWEIS:

Die letzte Phase eines Entscheidungsfindungsprozesses - die **Umsetzung der Entscheidung, Kommunikation und Re-Evaluation** - kann nur in einem realen Anwendungsfall sinnvoll thematisiert werden. Die vorab explizit festgehaltenen Ziele bilden den Hintergrund der Evaluation.

3.1.3 Die Ethik des „Nudging"

Nudging-Maßnahmen sind Ihnen sicherlich bereits bekannt von der Autobahn; dort werden sie eingesetzt, um uns zum sicheren Fahren zu bewegen („Lass Dir Zeit"; „Finger vom Handy", „tipp tipp tot"). Unter *Nudging* (zu Deutsch: *stupsen*) versteht man Ansätze, die durch eine bestimmte Art der Präsentation von Entscheidungsoptionen versuchen, Entscheidungen zu lenken und Menschen dazu zu bringen, ihr Verhalten auf eine (sozial erwünschte) Weise zu ändern (vgl. Thaler/Sunstein, 2008, S. 294). Vielleicht denken Sie nun an das Bereitstellen von ausgewogenen und verständlichen Informationen und fragen sich, was daran ethisch problematisch sein könnte.

DEFINITION 3.1:

Nudging umfasst all jene Aspekte der Entscheidungsarchitektur, die das Verhalten der Menschen in vorhersehbarer Weise verändern, ohne dabei Optionen zu verbieten und wirtschaftliche Anreize wesentlich zu verändern (vgl. Thaler/Sunstein, 2008, S. 6).

Machen wir uns zunächst klar, dass es zum einen die rationalen Entscheidungen gibt, die das Ergebnis eines bewussten Reflexionsprozesses sind und etwas länger brauchen. Zum anderen gibt es die schnellen, eher unbewusst getroffenen Entscheidungen. Hierfür werden Muster in unseren Köpfen entwickelt (*kognitive Heuristiken*), die als schnelle mentale Referenz für alltägliche Erfahrungen und Entscheidungen dienen.

Durch *Nudging* wird versucht, die Muster in den Köpfen zu beeinflussen, mit dem Ziel, andere unbewusste, spontane Entscheidungen zu ermöglichen oder herbeizuführen. Damit gibt es zwei Eigenschaften, die *Nudging* von *Informieren* unterscheiden:

- *Nudging* gilt als **neues Steuerungsinstrument für Public Heath** („policy tool") und ergänzt traditionelle Ansätze, die durch Information, Anreize oder Nötigung versuchen, rationale Entscheidungen zu beeinflussen.
- *Nudging* zielt auf eher unbewusste Muster in unseren Köpfen ab und versucht, diese zu ändern. Da dieser Einfluss oft nicht bewusst wahrgenommen wird, stellen sich **ethisch weitreichendere Fragen** im Vergleich zu den „traditionellen Ansätzen".

BEISPIEL 3.1: ORGANSPENDE

Wird die Spendebereitschaft als Standard gesetzt oder muss hierfür eine explizite Zustimmung erfolgen? Wir wissen, dass Menschen dazu neigen, den Status quo zu erhalten, also würden vermutlich unter dem Strich mehr potenzielle Spender/-innen zur Verfügung stehen, wenn dies der „Standard" wäre. Ablehnung ist aktiv möglich, setzt aber eine Entscheidung voraus, die dann auch noch umgesetzt werden muss (*Opt-out-Lösung*). In den Jahren 2012 und

2020 wurde im Bundestag über grundsätzliche Änderungen bei der Organspende diskutiert, wobei sich die Mehrheit letztlich jeweils für das bestehende System aussprach, in dem die Spendenbereitschaft eine bewusste Entscheidung ist (Entscheidungslösung, *Opt-in-Lösung*) (vgl. § 1–2 TGP).

Auch bei Cafeterien und Buffets kann *Nudging* eingesetzt werden. Wenn gesunde Lebensmittel, wie z. B. Äpfel, auf Augenhöhe präsentiert werden, greifen mehr Menschen zu und lassen die schwerer zugänglichen ungesunden Optionen liegen (vgl. Arno/Thomas, 2016).

Im Folgenden wenden wir für die Bewertung des *Nudging* als Public-Health-Instrument die Kriterien für die ethische Fallanalyse (vgl. Kap. 2.1.3) an.

Nutzen- und Schadenspotenzial der Maßnahme

Es hat sich gezeigt, dass die Wirksamkeit – also die Voraussetzung für den Nutzen – von *Nudging* sehr unterschiedlich ausfällt (vgl. Schmidt/Engelen, 2020, S. 3). *Nudging*-Maßnahmen sollten evidenzbasiert sein und eignen sich gut, um in randomisierten, kontrollierten Studiendesigns evaluiert zu werden. So konnten einige *Nudging*-Ansätze überzeugen (vgl. Arno/Thomas, 2016, S. 5 ff.; Hummel/Maedche, 2019, S. 24 f.). Für gewöhnlich gilt in Bezug auf Wirksamkeit „je mehr, desto besser". Allerdings leben wir in einer liberalen Gesellschaft und können nicht davon ausgehen, dass alle anderen die eigene Auffassung von einem erstrebenswerten Ziel mit uns teilen. Was im Kontext einer *Nudging*-Maßnahme als gut und erstrebenswert festgelegt wird, muss also nicht von allen geteilt werden. Um dadurch keinem Individuum übermäßig zu schaden, sollten die Stupser nur so stark sein, dass ein Widersetzen „einfach" möglich bleibt (vgl. Saghai, 2013, S. 489; vgl. Thaler, 2008, S. 6).

Effizienz der Maßnahme

Nudging ist ein kostengünstiges und einfach umzusetzendes Instrument (vgl. Schmidt/Engelen, 2020, S. 2 f.).

Einfluss der Maßnahme auf Gerechtigkeitserwägungen

Angesichts der Erkenntnisse über Zusammenhänge zwischen sozio-ökonomischem Status und dem Auftreten von Krankheiten oder Risikofaktoren ist es wichtig, dass durch den Fokus auf *Nudging*-Maßnahmen die Verantwortung von Individuen für ihr Verhalten nicht überschätzt wird. Dies birgt die Gefahr, dass strukturelle Ungleichheiten vernachlässigt werden und damit Ungerechtigkeiten nicht reduziert werden können.

Einfluss der Maßnahme auf das Selbstbestimmungsrecht

Grundsätzlich ermöglichen *Nudging*-Maßnahmen weiterhin eine freie Auswahl der Handlungsoptionen, da alle Optionen weiterhin existieren – wie z. B. die Wahl der fettigen Pommes im Restaurant – und es keine ökonomischen Anreize für eine bestimmte Option gibt. Zudem wäre es falsch anzunehmen, dass *Nudging* – eingesetzt als Instrument der Public Health – der erste Versuch ist, unsere unbewussten Entscheidungen zu beeinflussen. Entscheidungsoptionen werden oft auf eine bestimmte Art und Weise präsentiert, und die ist nicht zwingend neutral – „die Architektur der freien Wahl" (Schmidt/Engelen, 2020, S. 3). Auch wenn dies nicht beabsichtigt geschieht, wird diese Art von Einfluss anderenorts sehr gezielt eingesetzt. Denken Sie z. B. an Supermärkte. Hier werden günstigere Produkte in den unteren Regalfächern platziert (*Bückzone*). Teurere Marken befinden sich dagegen auf Sicht- bzw. Griffhöhe; schließlich sollen die Kunden/Kundinnen hier vermehrt zugreifen. Wenn wir derartige Einmischungen in unsere Selbstbestimmung grundsätzlich akzeptieren, ist die eigentliche Frage, ob wir private Unternehmen oder Public-Health-Akteure als maßgebliche Einflussnehmer präferieren.

Vielleicht denken Sie jetzt an unsere rationale Seite und meinen, dass wir entsprechend angesprochen werden sollten. Wenn also, wie beim *Nudging*, nur die unbewusste Seite angesprochen wird, kann dies als Herabwürdigung des (rationalen) Menschen empfunden werden. Der Philosoph Jeremy Waldron sagt hierzu Folgendes und scheint dabei zu vergessen, wie wichtig auch die irrationale Seite in uns ist:

> "I wish (…) I could be made a better chooser rather than having someone on high take advantage (even for my own benefit) of my current thoughtlessness and my shabby intuitions." (Waldron, 2014)

> „Ich wünschte (...) ich könnte ein besserer Entscheider werden, anstatt, dass eine höhere Instanz [z. B. ein Public-Health-Akteur, Anm. d. Verf.] meine gegenwärtige Gedankenlosigkeit und meine schäbige Intuition ausnutzt (selbst, wenn dies zu meinem Vorteil geschieht)" (eigene Übersetzung nach Waldron, 2014)

Legitimität der Maßnahme

Nudging-Maßnahmen werden von Menschen besser angenommen als andere Steuerungsinstrumente, wie z. B. Steuern und Bußgelder. Dies gilt insbesondere dann, wenn das Ziel der Maßnahme von der Zielgruppe (grundsätzlich) geteilt wird, wie z. B. mehr Bewegung, eine ausgewogene Ernährung oder weniger Rauchen (vgl. Hagmann et al., 2015, S. 446 f.).

Fazit der ethischen Fallanalyse des Nudgings

Wie Andreas Schmidt und Bart Engelen in ihrem Artikel „The ethics of nudging: An overview" zusammenfassen:

> „Zusammenfassend lässt sich sagen, dass *Nudging* das Versprechen einer kosteneffektiven, evidenzbasierten, freiheitserhaltenden, unparteiischen und vergleichsweise populären Politik bietet. Und da die Architektur der freien Wahl uns oft auf die eine oder andere Weise beeinflusst, warum sollten wir sie nicht nutzen, um uns besser zu stellen?" (eigene Übersetzung nach Schmidt/Engelen, 2020, S. 3)

3.2 Public-Health-Maßnahmen zum Schutz vor Infektionskrankheiten

Infektionskrankheiten können oft verhindert oder behandelt werden. Dennoch sterben jährlich weltweit Millionen Menschen (vgl. Schröder-Bäck, 2014, S. 195). Mit der COVID-19-Pandemie (vgl. Kap. 2, darin insbesondere Beispiel 2.1) ist die Bedeutung von Maßnahmen zum Schutz vor Infektionskrankheiten in der öffentlichen Wahrnehmung massiv gestiegen. Gleichzeitig wurde im Frühjahr 2020 deutlich, dass die zunächst allein dominierende virologische/medizinische Perspektive durch wirtschaftliche, psychologische und gesellschaftliche Perspektiven komplementiert werden muss. Public Health als multiprofessionelle Disziplin ist wie kaum eine andere

Profession im Gesundheitssystem geeignet, all diese Perspektiven angemessen zu berücksichtigen.

Eine ausführliche ethische Analyse der im Zuge der COVID-19-Pandemie ergriffenen Maßnahmen ist lohnend oder sogar notwendig, wird aber nicht in diesem Studienbuch stattfinden können. Im Folgenden sollen aber die zentralen Public-Health-Maßnahmen zur Prävention und zum Management von Infektionskrankheiten vorgestellt und unter ethischer Perspektive im Sinne einer ethischen Fallanalyse diskutiert werden; d.h., in diesem Unterkapitel wird nicht noch einmal das ganze Entscheidungsmodell durchexerziert, sondern der Fokus auf Phase 4 der Analyse gelegt, insbesondere auf die „Anwendung" der Bewertungskriterien aus Kap. 2.1.3. Im Einzelnen geht es dabei um 1) Überwachung (*Surveillance*) und damit verbundene Aspekte, wie Register und Meldepflicht, 2) Impfen und die Frage einer Impfpflicht und 3) weitere Maßnahmen, wie z.B. Quarantäne.

3.2.1 Public-Health-Maßnahme: Epidemiologische Überwachung („Daten für Taten")

Viele Maßnahmen zum Schutz der Bevölkerung vor Infektionskrankheiten sind nur wirksam, wenn sie rechtzeitig ergriffen werden. Daher ist es essenziell, regelmäßig aktuelle Zahlen zur Lage zu haben. Unter **epidemiologischer Überwachung** (engl.: *Public Health Surveillance*) werden die fortlaufende systematische Sammlung, Analyse, Bewertung und Verbreitung von Gesundheitsdaten zum Zweck der Planung, Durchführung und Bewertung von Maßnahmen zur Krankheitsbekämpfung verstanden.

Welche ethischen Prinzipien sind relevant?

Durch epidemiologische Überwachung sollen Herausforderungen und Bedarfe früh identifiziert (**Prinzip des Wohltuns**) und mit spezifischen Maßnahmen angegangen werden (**Prinzip der Effizienz**). Außerdem geht es um die Sammlung (personenbezogener) Daten, daher auch um die Frage, inwieweit Betroffene hierfür explizit zustimmen können müssen (**Prinzip des Respekts der Autonomie**). Wie in Kap. 2.1.1. beschrieben, kann es sein, dass Ihnen Prinzipien fehlen. Da unsere Liste relevanter Prinzipien keinen Anspruch auf Vollständigkeit besitzt, freuen wir uns über Erweiterungen.

ÜBUNG 3.3:

Das RKI informiert über meldepflichtige Krankheiten und Krankheitserreger. Recherchieren Sie, welche Krankheiten namentlich und welche nicht namentlich gemeldet werden müssen und wo dies rechtsgültig festgeschrieben ist.

Wann ist das Sammeln von Daten ohne Zustimmung ethisch vertretbar?

Die Sammlung bestimmter Daten ist scheinbar so wichtig, dass sie auch ohne explizite Zustimmung der Betroffenen möglich ist. Das Recht auf **informationelle Selbstbestimmung** wird also dem öffentlichen Interesse, etwas über die aktuellen Gefahren, die von Infektionskrankheiten ausgehen, zu lernen, untergeordnet. „Taten ohne Daten" wäre vor allem kopfloser Aktionismus und angesichts der teilweise massiven Maßnahmen zur Eindämmung einer Pandemie kaum zu rechtfertigen. Der in Kap. 1.5 vorgestellte Prinzipienansatz war auch Grundlage einer systematischen Literaturauswertung mit dem Ziel, die relevanten Eckpunkte für die Beantwortung der Frage umfassend darzustellen. Demnach ist dies eher akzeptabel oder gerechtfertigt, wenn (a) die Überwachung *wirksam* ist, z. B. durch die tatsächliche Nutzung der Daten, (b) es für Maßnahmen im Bereich der öffentlichen Gesundheit *notwendig* ist, auf eine informierte Zustimmung zu verzichten, z. B. weil sonst die Gültigkeit der Daten gefährdet ist, (c) die Verletzung der Privatsphäre *minimiert* wird, indem z. B. nur die erforderliche Mindestmenge an Daten gesammelt wird, was auch die Anonymisierung der Daten einschließen kann, (d) der Schaden im *Verhältnis* zum Nutzen steht, z. B. wenn der erwartete Nutzen erheblich ist und (e) die *Öffentlichkeit* an der Entscheidungsfindung über Verfahren zur Einwilligung nach Aufklärung beteiligt ist. Weitere Bedingungen sind (f) der *Schutz gefährdeter Bevölkerungsgruppen* (z. B. Schutz der Gesundheit von Kindern) und (g) die Sicherstellung, dass nur *legitime Institutionen* Daten sammeln (vgl. Klingler et al., 2017, S. 9).

HINWEIS: NATIONALES IMPFREGISTER

Immer wieder gibt es die Forderung nach einem nationalen Impfregister, u. a. im April 2019 vorgebracht vom Berufsverband der Kinder- und Jugendärzte. Mit der Idee eines zentralen Impfregisters sind die Kinderärzte nicht allein. Bereits 2016 sprach sich in der Gesundheitsministerkonferenz der Länder eine Mehrheit dafür aus (vgl. Ärzteblatt, 2019).

Begründet wird diese Forderung durch die Beobachtung, dass das Terminmanagement in der Praxis eines der größten Probleme darstellt, da ausgefallene Termine (Eltern vergessen die Impfung oder das Kind ist krank) oft nicht umgehend nachgeholt werden (vgl. Ärzteblatt, 2019). Hier könnte ein Impfregister bei der zielgerichteten Ansprache von Personen oder Personengruppen helfen, wodurch sich die Impfquote vermutlich erhöhen lässt.

Auch für das Aufspüren von Nebenwirkungen ist ein Impfregister sinnvoll. In Deutschland sind die Behörden derzeit darauf angewiesen, dass sie von Geimpften, Ärztinnen und Ärzten oder den Impfmittelherstellern über Nebenwirkungen informiert werden. Überprüfen lassen sich diese Informationen zwar mit Daten der Gesetzlichen Krankenkassen, jedoch liegen diese erst mit zeitlichem Verzug vor und sind unvollständig.

Schließlich können auch Impflücken identifiziert werden, wodurch gezielt Public-Health-Maßnahmen eingesetzt werden können, um diese zu schließen. Im Kontext der COVID-19-Pandemie wurde 2021 viel über den Impfstatus und unerwünschte Nebenwirkungen diskutiert. Da solche Diskussionen noch nie in derart großem Rahmen im gesellschaftlichen Mainstream stattfanden, ist es denkbar, dass diese Aufmerksamkeit auch noch einmal die Diskussion um eine nationales Impfregister belebt.

Wo und wie wird getestet?

Oft ist die Meldung einer Krankheit gesetzlich verpflichtend, jedoch nicht die Testung darauf. In vielen Fällen wird eine solche empfohlen oder angeboten, wie z. B. ein HIV-Test bei Schwangeren (vgl. IQWiG, 2018, S. 3), jedoch nicht verpflichtend gefordert. Allerdings kann die Durchführung eines Tests auch Zugangsbedingung sein, wie z. B. der Nachweis eines negativen PCR-Tests oder Antigentests bei der Einreise nach Deutschland in Phasen der COVID-19-Pandemie (vgl. BMG/BMI, o. J.). Dies erscheint sinnvoll, gilt es doch, bei einem akuten Ausbruch bzw. gefährlicheren Virusvarianten Infektionsketten zu unterbrechen und Infizierte so früh wie möglich zu isolieren. Damit kein Fall übersehen wird, müssen diese Tests sehr sensibel sein, was allerdings die Gefahr von falsch-positiven Testergebnissen erhöht.

Wieder verwenden wir die Kriterien für die ethische Fallanalyse einer Public-Health-Maßnahme (vgl. Kap. 2.1.3), um die epidemiologische Überwachung zu bewerten.

Nutzen- und Schadenspotenzial der Maßnahme

Eine gute epidemiologische Überwachung, z. B. durch ein zentrales Impfregister, ermöglicht die exakte und zeitnahe Ermittlung von Impfraten sowie das zielgerichtete Kontaktieren bestimmter Personen und Gruppen. Ein verpflichtendes Register hat deutlich weniger Lücken und bietet damit eine belastbarere Informationsgrundlage, da bei freiwilligen Datenspenden, oft allein aufgrund von Bequemlichkeit und Vergesslichkeit, Lücken entstehen.

Denkbar (aber nicht zwingend) wären eine Öffnung der Register für die Forschung über das Impfverhalten von Gruppen, die Reaktion des Immunsystems und unerwünschte Impfreaktionen. Solch eine transparente wissenschaftliche Evaluation der Impfpolitik könnte wiederum das Vertrauen von Bürgerinnen und Bürgern in das gesamte System stärken. Für die Nutzung der erhobenen Daten zu Forschungszwecken könnte und sollte eine gesonderte Einwilligung eingeholt werden.

Zwar wird das Prinzip des Respekts der Autonomie bei einem verpflichtenden Registereintrag missachtet, aber welcher reale Schaden ergibt sich hieraus? Einige Infektionskrankheiten sind mit Stigmatisierung der Betroffenen verbunden, wie z. B. eine HIV-Infektion. Allerdings sind diese Schadenspotenziale bei einem Register, welches nur von einem engen Kreis und zu bestimmten Zwecken eingesehen werden kann, deutlich geringer als bei einem öffentlichen Register, in dem jede und jeder sensible Informationen über ihre und seine Mitmenschen einsehen kann.

Effizienz der Maßnahme

Eine automatisierte Sammlung bestimmter Informationen und routinemäßige Auswertung der aktuellen Infektionslage kann sehr effektiv sein. Den Daten muss nicht

„hinterhergelaufen" werden und etablierte Analysen können zu unterschiedlichen Zeitpunkten wichtige Erkenntnisse zum Verlauf von Epidemien und Impfkampagnen bringen.

Einfluss der Maßnahme auf Gerechtigkeitserwägungen

Eine epidemiologische Überwachung mit dem Ziel, die gesamte Bevölkerung eines Landes abzudecken, scheint kaum ungerecht zu sein. Hierfür muss allerdings sichergestellt sein, dass alle Teile der Bevölkerung die gleichen Chancen haben, in das Register aufgenommen zu werden. Dies wäre nicht der Fall, wenn die Instanz, welche die Daten übermittelt, unterschiedlich frequentiert wird, z. B. durch geschlechtsspezifische Unterschiede bei der Häufigkeit von Arztbesuchen.

Einfluss der Maßnahme auf das Selbstbestimmungsrecht

Ein verpflichtendes Register verwehrt dem Individuum, über die Teilnahme frei zu entscheiden.

Legitimität der Maßnahme

Die Sammlung der Daten ist verbunden mit einem spezifischen Zweck. Institutionen wie das RKI sind explizit mit diesen Aufgaben betraut. Es ist dabei von großer Bedeutung sicherzustellen, dass die Daten nur von einem engen und definierten Personenkreis und zu dem vorab bestimmten eng gefassten Zweck eingesehen und ausgewertet werden dürfen. Über alle Aktivitäten sollte öffentlich Rechenschaft abgelegt werden, und es sollten Kontaktpersonen für Kritik und Rückfragen bekannt gegeben werden.

Fazit der ethischen Fallanalyse der Maßnahme

Da nicht alle Kriterien gleichzeitig erfüllt werden können, ist zu entscheiden, welche Kriterien – und damit welche dahinter liegenden Prinzipien – hier stärker gewichtet werden sollen. Ist diese Entscheidung gefallen, sollten die ausschlaggebenden Gründe für die verpflichtende Sammlung von Daten transparent gemacht werden. Diese wären:

a) ein geringer Aufwand – und damit geringe Kosten – bei der Sammlung,

b) wenige Lücken in der Datenbasis

c) und dadurch ein zielgerichteter und bedarfsorientierter Einsatz von Public-Health-Maßnahmen

d) oder dagegen: die Missachtung des Selbstbestimmungsrechts

ÜBUNG 3.4:

Fallen Ihnen noch weitere Aspekte ein, die bei der Entscheidung für oder gegen eine zentrale epidemiologische Überwachung eine Rolle spielen? Ist es wirklich notwendig, die Sammlung der Daten verpflichtend zu machen? Zu welchem Fazit kommen Sie – wann ist eine epidemiologische Überwachung ethisch akzeptabel?

3.2.2 Public-Health-Maßnahme: Impfprogramme

Gegen viele Infektionskrankheiten gibt es Impfungen, durch die sich Erkrankungen minimieren lassen und teilweise sogar ausgerottet werden konnten. So ist die Welt laut WHO seit den 1970er-Jahren Pocken-frei und Europa seit den 2000er-Jahren frei von Poliomyelistis. Bei den Masern hingegen verlieren gerade einige Länder ihren Status als Masern-frei, was auf eine unzureichende Durchimpfungsrate zurückzuführen ist.

Welche ethischen Prinzipien sind relevant?

Entscheidend ist, mit welchem Nachdruck eine Impfempfehlung schließlich durchgesetzt werden soll. Eine staatliche Impfpflicht steht grundsätzlich im Konflikt mit der Selbstbestimmung von Individuen (**Prinzip des Respekts der Autonomie**), kann aber zur Verhinderung einer „größeren" Gefahr legitim sein (**Prinzip der Verhältnismäßigkeit**). Die Wirksamkeit und die unerwünschten Nebenwirkungen einer Impfung sind je nach Infektionskrankheit unterschiedlich, aber in jedem Fall sehr genau zu beleuchten (**Prinzip des Wohltuns sowie des Nichtschadens**). Wie bei allen Dienstleistungen im Gesundheitswesen gibt es auch bei der Teilnahme an Impfprogrammen große Unterschiede zwischen diversen Subgruppen, die, wenn möglich, durch das Impfprogramm ausgeglichen werden sollten (**Prinzip der Gerechtigkeit**).

Staatliche Impfprogramme – welche Maßnahmen sind wann ethisch vertretbar?

Um die Angemessenheit von staatlichen Impfprogrammen bewerten zu können, haben Verweij und Dawson Kriterien aufgestellt, die hier zu Leitfragen weiterentwickelt werden (vgl. Tab. 3.3). Die Anforderungen an ein staatliches Impfprogramm (vgl. Verweij/Dawson, 2004, S. 3123 f.) sind hier aus dem Englischen übersetzt. Diese Fragen können auch als weitere Spezifikationen der in Kap. 2.1.3 vorgestellten Kriterien verstanden werden:

Tab. 3.3: Spezifizierende Fragen zur Bewertung von Impfprogrammen (vgl. Verweij/Dawson, 2004, S. 3124)

Bewertung von Impfprogrammen
Nutzen- und Schadenspotenzial der Maßnahme
1) Wie gefährlich ist die Krankheit (Mortalität/schwerer Verlauf und Ansteckungsrate)? → Impfprogramme sollten ernsthafte Krankheiten, die ein Public-Health-Problem darstellen, adressieren.
2) Wie stark schützt die Impfung vor einer Infektion? Welche unerwünschten Nebenwirkungen sind bekannt (Schweregrad und Häufigkeit)? Werden die Public-Health-Ziele erreicht oder gibt es Faktoren, die dies verhindern könnten? → Sowohl die einzelne Impfung als auch das Impfprogramm sollten effektiv und sicher sein.
3) Wie stark sind die Belastungen und Unannehmlichkeiten? Was kann getan werden, damit diese so gering wie möglich ausfallen? Werden diese Maßnahmen auch eingeführt/eingehalten und „funktionieren" sie (Evaluation der Maßnahme)? → Die Belastungen (*burden*) und Unannehmlichkeiten der Teilnehmenden sollten so gering wie möglich sein.
Effizienz der Maßnahme
4) Welche Alternativen stehen zur Verfügung? Wie hoch sind die Kosten (Belastungen/Unannehmlichkeiten und finanzieller Aufwand)? Wie hoch ist der Nutzen des Impfprogramms sowie der möglichen Alternativen? → Das Kosten-Nutzen-Verhältnis des Impfprogramms sollte anderen Impfstrategien oder Präventionsmaßnahmen überlegen sein.

Bewertung von Impfprogrammen

Einfluss der Maßnahme auf Gerechtigkeitserwägungen

5) Wer profitiert von der Maßnahme und wer hat die Belastungen zu tragen (Individuen versus Kollektive bzw. Subgruppen)? Was kann getan werden, um eine bestehende Ungleichverteilung auszugleichen? Werden diese Maßnahmen eingehalten?

→ Der Nutzen und die Belastungen sollten gerecht verteilt sein.

Einfluss der Maßnahme auf das Selbstbestimmungsrecht

6) Hält das Impfprogramm den Grundsatz der Freiwilligkeit ein? Wenn nicht, sind die Schadenspotenziale ausreichend konkret bestimmt und wiegen sie so schwer, dass Zwang gerechtfertigt werden kann?

→ Die Teilnahme sollte möglichst freiwillig sein. Zwang ist nur zur Abwehr von konkretem und schwerem Schaden als Ausnahme erlaubt.

Legitimität der Maßnahme

7) Wird das öffentliche Vertrauen in die Maßnahmen und Impfprogramme allgemein gefördert und erhalten?

→ Das öffentliche Vertrauen in Impfprogramme sollte gefördert und erhalten werden.

ÜBUNG 3.5:

Wählen Sie eine Infektionskrankheit aus, für die es eine Impfempfehlung der STIKO gibt, und suchen Sie nach einer Veröffentlichung mit ausführlichen Erläuterungen und Begründungen für die entsprechende Empfehlung. Erhalten Sie die Informationen, die für die ethische Bewertung (Leitfragen 1-7) notwendig sind? Versuchen Sie, die Empfehlung inklusive des Vorgehens und der Nachvollziehbarkeit/Transparenz zu bewerten.

Empfehlungsstärken von Impfprogrammen – ein Stufenschema

Angesichts der vielschichtigen Vor- und Nachteile von Impfprogrammen, die sich etwas abstrakter in den oben vorgestellten Prinzipien und den inhärenten Konflikten ausdrücken, erscheint es nicht angemessen, die Frage, ob ein Impfprogramm ethisch vertretbar ist, auf eine dichotome Ja-oder-nein-Entscheidung zu verkürzen. Vielmehr lassen sich in Abhängigkeit von der individuellen und kollektiven Abwägung von Nutzen, Risiken und Kosten des Impfprogramms verschiedene Empfehlungsstärken unterscheiden, die mit jeweils unterschiedlichen Anreizen und Kostenübernahmeregelungen in der gesetzlichen Krankenversicherung (GKV) verbunden werden können. Das Stufenschema ist von Georg Marckmann aus dem Buch „Public Health Ethik" übernommen (vgl. Marckmann, 2010a, S. 182 f.). Die Empfehlungsstärke nimmt dabei von Stufe 1 bis Stufe 5 zu: Während bei Stufe 1 („abraten") gute Argumente *gegen* die Durchführung des Impfprogramms sprechen, gibt es bei Stufe 5 („gesetzlich verpflichtend") zwingende Gründe, eine allgemeine Impfpflicht gesetzlich zu verankern. Die Empfehlungsstufen 1–5 decken idealtypisch das Spektrum möglicher Argumentationskonstellationen bei Impfprogrammen ab, durch die sich eine jeweils unterschiedlich starke Beeinflussung der Entscheidung des Einzelnen rechtfertigen lässt (**Angemessenheit der Einschränkung des Prinzips des Respekts der Autonomie**):

- **Stufe 1:** von der Impfung abraten, keine Kostenübernahme durch die GKV

  Die Wirksamkeit einer Impfung ist nicht belegt oder die Anwendung ist im Verhältnis zum präventiven Nutzen mit einem *erheblichen gesundheitlichen Risiko* verbunden. In diesem Fall sollte von der Impfung abgeraten werden, bis verlässlichere Daten zur Wirksamkeit vorhanden sind oder ein Impfstoff mit einem günstigeren individuellen Nutzen-Risiko-Profil entwickelt wurde.

- **Stufe 2:** Impfung anbieten, keine explizite Empfehlung, evtl. Kostenübernahme durch die GKV; in diesem Fall obliegt es wesentlich der Entscheidung des Einzelnen, ob die Impfung durchgeführt werden soll oder nicht.

  Beispiel: Die orale HIV-Präexpositionsprophylaxe (PrEP) bezeichnet die Einnahme systemisch wirksamer antiviraler Medikamente durch HIV-negative Personen mit substanziellem HIV-Infektionsrisiko zur Reduktion der Wahrscheinlichkeit der HIV-Übertragung. Wenn die PrEP zum Schutz vor HIV in Betracht kommt, übernimmt die GKV die Kosten für die Medikamente und die nötigen Untersuchungen (vgl. Deutsche Aidshilfe, 2020). Eine plausibel erscheinende Befürchtung ist, dass der durch PrEP mögliche kondomlose Geschlechtsverkehr zu einem Anstieg sonstiger sexuell-übertragbarer Krankheiten (engl.: *sexually transmitted infections; STI*) führen könnte; allerdings konnten aktuelle Untersuchungen „keinen kausalen Einfluss" feststellen (vgl. Mrusek, 2019, S. 33).

- **Stufe 3**: Impfung anbieten und *empfehlen*, evtl. proaktive Maßnahmen (z. B. Informationskampagnen) zur Erreichung einer höheren Impfrate, Kostenübernahme durch GKV

  Beispiel: Die jährliche Schutzimpfung gegen die saisonale Grippe (Influenza) bietet für den Einzelnen ein günstiges Nutzen-Risiko-Verhältnis (vgl. Marckmann, 2010a, S. 179 f.) und kann auch für das Wohlergehen Dritter von erheblicher Bedeutung sein. Im Sinne eines öffentlichen Gutes (vgl. Hinweis unten) sollte eine klare Impfempfehlung ausgesprochen werden.

- **Stufe 4**: Impfung anbieten, empfehlen und mit (monetären und nicht monetären) Anreizen (für Versicherte oder Ärzte/Ärztinnen) versehen, um eine höhere Impfrate zu erreichen; selbstverständlich Kostenübernahme durch die GKV

  Beispiel: Die Masern haben eine hohe Übertragungsfähigkeit (hohe Kontagiosität) und eine erhebliche Morbidität. Gleichzeitig gibt es derzeit keine ursächlichen Behandlungsmöglichkeiten, sodass eine klare Impfempfehlung gerechtfertigt ist. Zudem gibt es das Ziel der Ausrottung von Masern, weshalb auch weitere Anreize, wie z. B. Bonusprogramme für Ärzte/Ärztinnen oder Versicherte zur Erhöhung der Impfrate, gerechtfertigt sind. Autoren/Autorinnen von Kosten-Nutzen-Analysen zur Masern-Impfung sprechen zudem von einer „lohnende[n] Verwendung öffentlicher Gesundheitsressourcen" (Marckmann, 2010b, S. 213).

HINWEIS:

Die für Masern und bestimmte Personengruppen (u. a. Kinder) 2020 eingeführte Impfpflicht geht über die hier angesetzte Stufe 4 hinaus. Auch der Deutsche Ethikrat (vgl. Deutscher Ethikrat, 2019; vgl. Kap. 2.3.4) und diverse Bioethikerinnen und Bioethiker kamen in ihren Analysen zu dem Schluss, dass eine (umfassende) Impfpflicht für Masern aktuell nicht angemessen erscheint.

- **Stufe 5:** Impfung gesetzlich vorgeschrieben, Nichtbefolgung steht unter Strafe, Kostenübernahme durch die GKV oder Steuerfinanzierung

  Besonders kontrovers diskutiert wird die Frage, ob und wann eine gesetzlich verankerte Impfpflicht ein wirksames und vor allem auch ethisch vertretbares Mittel darstellt, um die Impfrate zu erhöhen (vgl. Stufe 5). Diese Frage sei deshalb im folgenden Abschnitt ausführlicher erörtert.

> **!** Allgemein ist zu fordern: Je stärker Public-Health-Maßnahmen in die Selbstbestimmung des Einzelnen direkt oder indirekt eingreifen, umso größer ist die ethische Begründungslast.

Wann ist eine Impfpflicht ethisch vertretbar?

Seit dem 1. März 2020 gilt das Masernschutzgesetz, welches eine staatliche Impfpflicht für bestimmte Gruppen – Kinder, Lehrer/-innen, Erzieher/-innen, medizinisches Personal und Asylbewerber/-innen bzw. Asylsuchende in Gemeinschaftsunterkünften – vorsieht (vgl. Deutscher Bundestag, 2019; Bundesgesundheitsministerium, 2019). Ausnahmen von dieser Pflicht gibt es nur, wenn die Krankheit bereits durchlebt wurde, oder bei Kindern, bei denen die Masernimpfung aufgrund von gesundheitlichen Einschränkungen wie Immundefiziten kontraindiziert wäre. Beides muss durch ein ärztliches Attest bestätigt werden. Bei einer Impfverweigerung kann ein Bußgeld von 2.500 Euro verhängt werden. Zusätzlich kann das Bußgeld für Gemeinschaftseinrichtungen wie Kindergärten und Schulen verhängt werden, wenn diese ungeimpfte Kinder zulassen.

Der Hintergrund waren Masernausbrüche und rückläufige Impfquoten in den letzten Jahren. Auch in den USA haben gesetzliche Impfverpflichtungen eine gewisse Tradition: Bereits 1809 verabschiedete Massachusetts das erste Impfgesetz der USA, das für die gesamte Bevölkerung eine Pockenimpfung vorsah (vgl. Salmon/Omer, 2006). Seit 1980 verfügen alle 50 U.S.-Staaten über Gesetze, die bestimmte Impfungen für den Schuleintritt voraussetzen. Als Ausnahmen anerkannt sind medizinische Gründe in allen Staaten und zudem Ausnahmen aus „religiösen" oder „philosophischen" Gründen in 48 Staaten. In den USA ist es mit der gesetzlichen Impfpflicht gelungen, Infektionsepidemien zu verhindern und eine hohe Durchimpfungsrate in der Bevölkerung zu erzielen. Die Erfahrungen aus anderen Ländern wie Schweden, Norwegen, Dänemark, den Niederlanden oder Großbritannien zeigen allerdings, dass auch durch nicht verpflichtende Maßnahmen hohe Impfraten erreicht werden können.

Internationale Erfahrungen zeigen, dass ein gesetzlicher Impfzwang nur dann die gewünschten Erfolge zeigt, wenn die Bevölkerung mehrheitlich bereit ist, sich impfen zu lassen (vgl. Salmon/Omer, 2006). Sonst besteht die Gefahr von Gegenbewegungen, weil sich der Einzelne zu sehr in seiner Entscheidungsfreiheit eingeschränkt fühlt (vgl. Sadique, 2006).

Eine gesetzliche Impfpflicht greift stärker in die Entscheidungsfreiheit des Einzelnen (**Prinzips des Respekts der Autonomie**) ein und trägt deshalb eine größere ethische Begründungslast, welche sich hier vor allem auf das **Prinzip des Nichtschadens** bezieht.

Die Intervention muss erforderlich sein, um (erheblichen) Schaden für Dritte zu verhindern. Eine gesetzlich verankerte Impfpflicht wäre demnach gerechtfertigt, wenn nur auf diese Weise die Übertragung des Erregers und ein akuter Ausbruch einer Epidemie verhindert werden können.

Das Erreichen einer hohen Durchimpfungsrate und der damit verbundenen Herdenimmunität wird hingegen vor allem durch das Gebot, Gutes zu tun (**Prinzip des Wohltuns**), begründet, was den Einsatz von Zwang wiederum kaum zu rechtfertigen scheint. Daher sollten auch Eltern nicht zur Impfung ihrer Kinder gezwungen werden, sofern eine ausreichende Durchimpfung auf freiwilliger Basis erreichbar ist (vgl. Bradley, 1999, S. 333). Angemessener erscheint es vielmehr, Impfstrategien zu entwickeln, die die freie Entscheidung des Einzelnen respektieren und stattdessen versuchen, durch Information und Aufklärungskampagnen die Impfmotivation in der Bevölkerung zu erhöhen (vgl. Sadique, 2006, S. 2; Verweij/Dawson, 2004, S. 3125).

Der Schlüssel hierbei ist, die den Entscheidungen des Einzelnen zugrunde liegenden Vorstellungen, Hoffnungen und Befürchtungen besser kennenzulernen, um auf diese gezielt reagieren zu können. Planer von Public-Health-Maßnahmen sollten anerkennen, dass verschiedene soziale und religiöse Gruppen die Interventionen aus unterschiedlicher Perspektive wahrnehmen und bewerten. Nur wenn man weiß, aus welchen Gründen sich jemand einer empfohlenen Impfung entzieht, kann es gelingen, die betreffende Person vom – individuellen wie kollektiven – Nutzen der Impfung zu überzeugen und damit eine höhere Impfrate in der Bevölkerung zu erzielen. Aus Studien wissen wir, dass eine effektive Risikokommunikation, die den betroffenen Personen sowohl die Risiken der Infektionskrankheit als auch die Risiken der Impfung selbst verständlich macht, eine besondere Bedeutung für den Erfolg einer Impfstrategie aufweist (vgl. Salmon/Omer, 2006, S. 2 f.; Ulmer/Liu, 2002, S. 291).

BEISPIEL 3.2:

Die finnische Strategie zur Masernbekämpfung bietet ein gutes Beispiel dafür, dass eine für die Eliminierung des Erregers ausreichende Impfrate von 95 % auch ohne Impfzwang erreicht werden kann. Seit 1982 wurden in Finnland die Anstrengungen intensiviert. Eine zweite Impfung wurde eingeführt, im Vorschulalter erfolgte eine Nachimpfung der noch nicht geimpften Kinder. Begleitet wurden diese Maßnahmen durch eine Aufklärungskampagne in den Medien sowie eine gezielte Kontrolle und Komplettierung des Impfschutzes. Auf diese Weise konnte eine für die Herdenimmunität ausreichende Impfrate von über 96 % erreicht werden. Seit 1996 sind in Finnland nur vier „importierte" Masernfälle gemeldet, die aber zu keiner Ausbreitung der Infektion führten (vgl. Marckmann, 2010a, S. 173 ff.).

Alle ethischen Analysen der letzten Jahre kommen zu dem Schluss, dass eine staatliche Impfpflicht in der aktuellen Situation und vor allem vor dem Hintergrund ausgeschöpfter Potenziale weniger restriktiver Maßnahmen *nicht* gerechtfertigt ist. Der *Deutsche Ethikrat* (vgl. Kap. 2.3.4) sprach sich 2019 sechs Wochen nach dem ersten Referentenentwurf in einem ausführlichen Gutachten gegen die im Entwurf vorgesehene Pflicht aus, dennoch wurde am 14.11.2019 die staatliche Impfflicht für Masern vom Bundestag beschlossen.

HINWEIS:

Unter anderem bei den Masern gibt es das von der WHO ausgegebene Ziel der Ausrottung. Angesichts des damit verbundenen Nutzens (**Prinzip des Wohltuns**) und des endgültigen Vermeidens der Gefahr einer Infektion (**Prinzip des Nichtschadens**) könnte argumentiert werden, dass vor diesem Hintergrund Freiheitseinschränkungen durch eine Impfpflicht angemessen sein könnten. Das aktuelle Gesetz hat jedoch Lücken. So werden Erwachsene und Zugezogene nicht berücksichtigt, obwohl diese beiden Gruppen die geringsten Impfquoten und somit das größte Nachholpotenzial zum Erreichen der Herdenimmunität haben.

Gibt es eine moralische Pflicht, sich impfen zu lassen?

Impfungen schützen die geimpften Personen vor schweren Infektionskrankheiten. Bei Krankheiten, die von Mensch zu Mensch übertragen werden, profitieren aber auch Dritte, da eine hohe Durchimpfungsrate in der Bevölkerung die Ausbreitung des Erregers verhindert und so zu einem kollektiven Schutz der Bevölkerung führt. Durch diese *Herdenimmunität* sind auch solche Personen vor einer Infektion geschützt, die z. B. aus medizinischen Gründen nicht geimpft werden können oder bei denen die Impfung nicht zu einer ausreichenden Immunität geführt hat. Impfprogramme gegen Poliomyelitis, Diphterie und Masern konnten die Übertragung der Erreger in vielen Ländern so weit reduzieren, dass dort Herdenimmunität erreicht wurde und Krankheiten dort nicht mehr vorkommen. Herdenimmunität ist daher erstrebenswert. Aber was zeichnet dieses Gut aus - oder, anders gefragt, was macht sie zu einem besonderen Gut?

Herdenimmunität ist ein öffentliches Gut und kann daher durch vier Eigenschaften beschrieben werden (vgl. Marckmann, 2010a, S. 174 f.):

- *Nichtausschließbarkeit*: Das bedeutet, dass niemand von dem Konsum dieses Guts ausgeschlossen werden kann. Gleichzeitig profitiert jeder von der verringerten Infektionsgefahr, auch ohne einen eigenen Beitrag zu leisten, was einen Anreiz für Trittbrettfahrerverhalten bietet.

- *Nichtrivalität*: Das heißt, es gibt keine Konkurrenz beim Konsum, da sich niemand durch den Konsum anderer einschränken muss.
- *Abhängigkeit von Kooperation*: Die positiven externen Effekte durch die Herdenimmunität lassen sich nur erreichen, wenn ein sehr großer Anteil der Bevölkerung an dem Impfprogramm teilnimmt. Die für die Herdenimmunität erforderliche Impfrate hängt dabei von der Infektion ab: Je infektiöser die Krankheit und je länger die Inkubationszeit, desto höher muss der geimpfte Anteil der Bevölkerung sein, um eine Herdenimmunität zu erreichen (vgl. Dawson, 2007, S. 174). Bei Masern wird derzeit davon ausgegangen, dass ein flächendeckender Schutz der Bevölkerung bei 83–94 % erreicht ist, bei Mumps sind es 75–86 %, bei Windpocken über 80 % und bei COVID-19 wurde in der dynamischen Phase im März und April 2020 von 60–70 % gesprochen (vgl. Ärzteblatt, 2020). Die Erfahrungen zeigen für Länder mit entsprechender Impfrate bereits eine Schutzwirkung, jedoch sprechen Expertinnen und Experten im Juni 2021 von 80–85 %, die für eine Herdenimmunität bei COVID-19 nötig seien (vgl. RKI, 2021, S. 3).
- *Unteilbarkeit*: Das bedeutet, dass eine impfbedingte Herdenimmunität nicht aufgeteilt und in private Güter überführt werden kann.

Nicht alle Impfungen allerdings zielen auf das öffentliche Gut der Herdenimmunität ab. Die Tetanusimpfung bietet z. B. nur dem Einzelnen einen wirksamen Schutz vor der Infektion (privates Gut); eine Herdenimmunität ist nicht erreichbar, da der Erreger in der Umwelt überdauert (persistiert).

Eine ethische Verpflichtung für das Impfen lässt sich ableiten aus der Verpflichtung, anderen Menschen keinen Schaden zuzufügen (**Prinzip des Nichtschadens**), und aus der Verpflichtung, das Wohlergehen anderer zu fördern (**Prinzip des Wohltuns**). Während das erste Prinzip den Einzelnen dazu anhält, schädigende Handlungen zu unterlassen, fordert das zweite Prinzip ein aktives Tun zum Wohle der Anderen. Aus beiden Prinzipien lässt sich eine Verpflichtung zur Teilnahme an Impfprogrammen ableiten: Vor allem bei einer hoch kontagiösen, schwerwiegenden Infektionserkrankung kann eine Impfung das Risiko erheblich reduzieren, dass ein infiziertes Individuum einem anderen Menschen durch – unbeabsichtigte – Ansteckung einen (erheblichen) gesundheitlichen Schaden zufügt.

Wenn aber bereits eine relativ hohe Durchimpfungsrate erreicht ist, verliert das Nichtschadensprinzip an Bedeutung, da die Gefahr der Übertragung des Erregers auf Dritte auch bei fehlendem eigenem Impfschutz relativ gering ist. In diesen Fällen lässt sich aber aus dem Prinzip des Wohltuns eine ethische Verpflichtung zur Impfung ableiten, da sich das Wohlergehen anderer Menschen durch das Erreichen einer Herdenimmunität und im besten Fall durch die Auslöschung (Eradikation) des Erregers befördern lässt. Die Nichtschadensverpflichtungen besitzen dabei größeres ethisches Gewicht als die Wohltunsverpflichtungen.

Wenn eine ethische Verpflichtung zur Teilnahme an Impfprogrammen als Beitrag zu einem öffentlichen Gut begründet werden kann, stellt sich im Anschluss die folgende Frage: Was sind geeignete Maßnahmen, um das „soziale Optimum" im Bereich der Impfung zu erreichen? Welche Maßnahmen sind effektiv und ethisch wie rechtlich vertretbar, um eine ausreichende Durchimpfungsrate für die Herdenimmunität zu erreichen?

3.2.3 Public-Health-Maßnahme: Quarantäne und weitere nicht pharmakologische Interventionen (NPI) zur Eindämmung von Infektionskrankheiten

Ein weiterer Ansatz, um Infektionskrankheiten einzudämmen, sind **nicht pharmakologische Interventionen** (NPI). Diese werden eingesetzt, um den Ausbruch und die Verbreitung einer Infektionskrankheit zu verhindern oder diese (wieder) einzudämmen. Allen voran sind dies Maßnahmen des sogenannten „Social Distancing". Hierbei geht es eigentlich um eine *physische* Distanzierung – und nicht, wie der Begriff suggerieren könnte, um die Reduzierung sozialer Interaktionen oder Beziehungen. Da sich dieser Begriff während der COVID-19-Pandemie aber etabliert hat, wird er nach diesem Hinweis auf die sprachliche Ungenauigkeit auch im Folgenden verwendet.

Wann ist „Social Distancing" ethisch vertretbar?

Seit der COVID-19-Pandemie ist die Schließung von Schulen, Kindergärten, Einkaufszentren, Kinos, Kneipen und anderen Freizeiteinrichtungen als Maßnahme zur Eindämmung einer Infektionskrankheit wahrscheinlich jedem bekannt. Auch das in diesem Rahmen durch die Bundesregierung verhängte *Kontaktverbot* war eine Maßnahme, die darauf abzielte, die Ausbreitung zu verhindern bzw. zu verlangsamen. Die wohl einschneidenste Maßnahme zur Unterbrechung von Infektionsketten ist die stationäre oder häusliche Quarantäne, wie sie z. B. bei Windpocken oder COVID-19 praktiziert wird. Diese NPI können nur in der Akutphase einer Epidemie oder Pandemie sinnvoll sein. Da nur wirksame Maßnahmen ethisch infrage kommen können, ist durch epidemiologische Überwachung kontinuierlich der aktuelle Stand zu überprüfen und die Angemessenheit der Maßnahme neu zu bewerten.

Welche ethischen Prinzipien sind relevant?

Die Reduzierung von physischer Nähe reduziert die Wahrscheinlichkeit für die Weiterverbreitung der Infektion (**Prinzip des Nichtschadens**). Da viele Infektionskrankheiten für ältere und vorerkrankte Personen besonders gefährlich sind, geht es hierbei oft um den indirekten Schutz dieser vulnerablen Gruppe.

> „Risikokompetenz hat eine kognitive Komponente, also: verstehen, was passiert. Und es hat eine soziale Komponente, nämlich Verantwortung zu übernehmen. Aktuell heißt das: keine Partys feiern und dann die Großeltern besuchen, sich sozial verhalten und nicht hamstern."
> (Gigerenzer, 2020)

Nutzen- und Schadenspotenzial der Maßnahme

Es gibt bis zur COVID-19-Pandemie nur wenige wissenschaftliche Untersuchungen zur Wirksamkeit von Maßnahmen einer Eindämmungsstrategie („Containment"). Als historisches Beispiel für die Effektivität von Containment-Maßnahmen können die unterschiedlichen Reaktionen amerikanischer Städte auf die Influenza-Pandemie 1918 dienen. Während in St. Louis drei Tage nach dem Auftreten der ersten Influenza-Fälle bereits drastische Maßnahmen zur Eindämmung der Ausbreitung ergriffen wurden (u. a. die Schließung von Schulen, Kirchen, Theatern, Lokalen und die Absage öffentlicher Veranstaltungen), wurde in Philadelphia nach dem Ausbruch noch eine große Stadtparade durchgeführt und wirksame Containment-Maßnahmen wurden erst zwei Wochen später implementiert (vgl. Hatchett et al., 2007, S. 7582). Die Folgen waren dramatisch: In St. Louis erreichte die Todesfallrate in der Spitze 31/100.000 Einwohner/-innen, während diese in Philadelphia auf 257/100.000 Einwohner/-innen stieg und es als Folge zu einem Zusammenbruch der Gesundheitsversorgung kam. Auch die Gesamtzahl der Todesfälle lag mit 347/100.000 Einwohner/-innen in St. Louis etwa bei der Hälfte von Philadelphia (719/100.000 Einwohner/-innen) (vgl. Hatchett et al., 2007, S. 7582). Ob die Erfahrungen aus der Influenza-Pandemie 1918/19 allerdings auf COVID-19 übertragbar sind, ist vollkommen unklar. Die Tatsache, dass damals hinsichtlich der Todesfälle vor allem junge Leute betroffen waren und dass weder Hygienestandards noch medizinische Versorgung von 1918/1919 mit den heutigen Standards vergleichbar sind, spricht eher gegen eine Übertragbarkeit.

Weitere systematische Auswertungen der wissenschaftlichen Literatur konnten keine belastbare Evidenz für die Effektivität von Screening bei Grenzkontrollen oder „Social Distancing" finden, dies allerdings in erster Linie aufgrund fehlender Studien und mangelhafter Studienqualität (vgl. Jefferson et al., 2011, S. 13). Oder die vorhandenen Studien sind fragwürdig, weil unklar ist, inwieweit die zugrunde gelegten Erfahrungen von Influenza, SARS-1 oder MERS auf Modellierungsstudien für COVID-19 übertragbar sind (vgl. Nussbaumer-Streit et al., 2020, S. 12).

Die Sichtbarkeit von Wissenschaft in der Begleitung der COVID-19-Pandemie war von Beginn an hoch. Es wird erwartet, dass die Geschehnisse und Zahlen epidemiologisch, sozialwissenschaftlich, medizinisch und später historisch eingehender beschrieben und analysiert werden (vgl. EbM-Netzwerk, 2020a, S. 1 f.).

ÜBUNG 3.6:

Suchen Sie aktuelle wissenschaftliche Literatur zur Wirksamkeit von Maßnahmen in der Eindämmungsstrategie wie dem „Social Distancing" oder Schulschließungen. Welche Perspektive nimmt die Quelle ein (z. B. medizinisch, soziologisch, philosophisch, ethisch, juristisch)? Gibt es eine Perspektive, die Sie besonders interessieren würde? Wenn ja, recherchieren Sie noch einmal nach einem Artikel, der diese Aspekte stärker behandelt.

Zu Beginn der COVID-19-Pandemie im März 2020 schienen drastische Maßnahmen im Rahmen einer Eindämmungsstrategie – vor dem Hintergrund begrenzter Kapazitäten im Gesundheitssystem und bei fehlender Präventions- und Therapieoption – die einzige Möglichkeit zu sein. Im guten Fall kann so eine ausreichende Gesundheits- und Krankenversorgung der Bevölkerung zu jedem Zeitpunkt sichergestellt werden. In Bezug auf dieses Ziel ist ein großer Nutzen anzunehmen.

Allerdings kann eine Gesellschaft sich auch ganz andere Ziele setzen, z. B. dass alte Menschen nicht alleine sterben sollen oder dass Menschen zu Events zusammenkommen sollen, um gemeinsam Musik zu hören, Fußball zu sehen oder zu tanzen. Die unterstellte Wirksamkeit von NPI in Bezug auf die Eindämmung einer akuten Pandemie ist den eben genannten Zielen nicht zuträglich, weshalb die NPI *in diesem Kontext* keinen Nutzen, sondern eher ein Schadenpotenzial aufweisen.

Auch für die möglichen indirekten Schäden der Pandemie gibt es wenig Evidenz. In einer Akutphase kann es zu einer gravierenden Belastung des Gesundheitssystems mit möglicherweise reduzierter oder schlechterer Versorgung *aller* Patientinnen und Patienten kommen. Zudem ist auch von Arbeitsausfällen, wirtschaftlichen Einbußen, sozialer Unsicherheit und psychischen Belastungen großen Ausmaßes auszugehen.

ÜBUNG 3.7:

Suchen Sie aktuelle wissenschaftliche Literatur zum realen Ausmaß des Schadens (nicht theoretischen Schadenspotenzialen) der in der Akutphase der COVID-19-Pandemie ergriffenen Maßnahmen, wie z. B. dem „Social Distancing". In systematischen Übersichtsarbeiten (*systematic reviews*) werden die Themen oft sehr umfassend beleuchtet. Vielleicht werden in den für Übung 3.6 recherchierten Artikeln auch die Schäden beschrieben.

Effizienz der Maßnahme

Da es derzeit keine belastbare Evidenz zum Nutzen, vor allem aber auch zu den vielschichtigen Schadensdimensionen und den sich daraus ergebenden Kosten gibt, ist die Bilanzierung der Effizienz der Maßnahmen schwer möglich.

Einfluss der Maßnahme auf Gerechtigkeitserwägungen

Die in einer Akutphase ergriffenen Maßnahmen zur Eindämmung einer Epidemie oder Pandemie gelten zunächst für alle gleich, allerdings wirken sie sich für Gruppen der Bevölkerung unterschiedlich aus: Zu Hause bleiben zu müssen bedeutet in günstigen Wohnlagen (beengter Wohnraum in urbaner Umgebung) etwas anderes als in teuren Vierteln (große Häuser mit Gärten und Nähe zur Natur). Der Wechsel ins Home-Office ist vor allem für Jobs mit Schreibtisch- und Computertätigkeit möglich; zudem steigt für die Berufsgruppen, die unsere Infrastruktur am Laufen halten – z. B. öffentlicher Verkehr, Abfallentsorgung, Polizei und Feuerwehr, Rettungskräfte etc.–, das Infektionsrisiko gegenüber denjenigen, die zu Hause bleiben (können). Wir wissen aus Studien, dass Einkommensverluste gesundheitliche Auswirkungen auf Lebensqualität, Mortalität und Lebenserwartung haben (vgl. EbM-Netzwerk, 2020b, S. 4). Die Unterstützung, die Schülerinnen und Schüler zu Hause bei der Aneignung des Lernstoffs bekommen, und auch die technischen und infrastrukturellen Voraussetzungen hierfür sind unterschiedlich. So haben von den 14- bis 19-Jährigen 40–52 % keinen eigenen Computer (vgl. Medienpädagogischer Forschungsverbund Südwest, 2020, S. 8). Es bestehen also große Risiken, dass die Lasten von massiven Maßnahmen zur Eindämmung einer Pandemie die Bevölkerung unterschiedlich stark betreffen und bereits bestehende soziale Ungleichheiten eher verstärkt werden. Nach Daten des Deutschen Instituts für Wirtschaftsforschung beträgt die mittlere Lebenserwartung bei Geburt für Frauen im niedrigsten Einkommensquintil 8,4 Jahre weniger und für Männer 10,8 Jahre weniger als für Personen im höchsten Einkommensquintil (vgl. Kroll/Lampert, 2009, S. 25).

Ein weiterer Aspekt ist der Umgang mit immunen Personen, also solchen, die nach überstandener Infektion immun gegen die Krankheit sind und ggf. kein Überträger der Krankheit mehr sein können. Wenn diese tatsächlich keine Überträger sind, dann ergeben sich daraus wichtige Fragen. Zum einen stellt sich die Frage, was in die Waagschale geworfen wird, um die Unannehmlichkeiten oder sogar Schäden dieser Personen „auszugleichen", wenn diese keine Gefahr für die öffentliche Gesundheit darstellen. Zum anderen kann die Ausnahme von der Maßnahme als Anreiz gesehen werden. Dann ist die Frage, warum eine Infektion „belohnt" werden soll, insbesondere wenn diese leichtsinnig, fahrlässig oder mutwillig herbeigeführt wurde.

Einfluss der Maßnahme auf das Selbstbestimmungsrecht

Maßnahmen wie Schulschließungen, Reiseverbote und Geschäftsschließungen schränken den Einzelnen massiv ein. Diese Regeln sind verpflichtend, und Zuwiderhandlung wird mit einem Bußgeld belegt. Teilweise wird die Ausübung des Berufs verboten und damit werden wiederum Freiheitsrechte unserer Verfassung eingeschränkt. Angesichts dessen wird deutlich, dass entsprechende massive Einschränkungen nur sehr zeitlich begrenzt eingesetzt werden können.

Legitimität der Maßnahme

Das *Infektionsschutzgesetz* (IfSG) legitimiert sehr weitreichende Maßnahmen. Es wurde am 20. Juli 2000 vom Deutschen Bundestag mit dem Ziel und Zweck verabschiedet, „übertragbaren Krankheiten beim Menschen vorzubeugen, Infektionen frühzeitig zu erkennen und ihre Weiterverbreitung zu verhindern" (§ 1 IfSG).

Fazit der ethischen Fallanalyse der Maßnahme

Wir wissen derzeit schlicht noch nicht genug über den Nutzen und die Schäden der NPI, da viele im Jahr 2020 erstmalig eingesetzt wurden. Das Deutsche Netzwerk Evidenzbasierte Medizin e. V. (EbM-Netzwerk) kommt zu dem folgenden Zwischenfazit im März 2020:

> „NPIs erscheinen unter Abwägen der Pro- und Contra-Argumente derzeit sinnvoll, aber sie sollten nicht ohne akribische Begleitforschung durchgeführt werden" (EbM-Netzwerk, 2020b, S. 6).

Zusammenfassung

Moralische Probleme im Zusammenhang mit Public-Health-Maßnahmen lassen sich mithilfe des Prinzipienansatzes als ethische Aspekte beschreiben, so u. a. als ethische Risiken oder Herausforderungen. Ein weiteres Kriterium für eine präzise Beschreibung ist die jeweilige Ursache des Aspektes, da diese beeinflusst, was in einer konkreten Situation ein angemessener Umgang mit dem ethischen Aspekt ist (siehe z. B. das Spektrum ethischer Aspekte bei Public-Health-Maßnahmen zur Prävention von Adipositas).

Für eine strukturierte Entscheidungsfindung beim Beispiel Tabakkonsum wurden verschiedene Stufen der staatlichen Einflussnahme auf die Entscheidungen Einzelner unterschieden. Da durch Sanktionen soziale Ungleichheiten eher verstärkt werden, sind diese aus ethischer Sicht eher abzulehnen. Dabei kann kritisch diskutiert werden, ob dies ohne Ausnahme gilt. Beispielsweise argumentiert die WHO mit ihrer herausragenden Rolle als globale Gesundheitsorganisation. Andere halten Ausnahmen bei Berufen mit besonderen Ansprüchen an die körperliche Fitness für gerechtfertigt.

Beim *Nudging* sollen Entscheidungen zugunsten gesundheitsförderlichem Verhalten beeinflusst werden. Da dabei eher auf die unbewusste Wahrnehmung und Verarbeitung von Informationen abgezielt wird, ist die Kritik, dass die Selbstbestimmung nicht ausreichend respektiert wird. Allerdings gilt *Nudging* als wirkungsvoll, und die aus einer Public-Health-Perspektive weniger attraktiven Wahloptionen werden nicht eingeschränkt, sodass man weiterhin von einer (ausreichend) freien Entscheidung sprechen kann.

Zur Verhinderung von Epidemien und Pandemien scheint die epidemiologische Überwachung ethisch angemessen zu sein. Obwohl persönliche Daten auch ohne Erlaubnis weitergegeben werden können, überwiegt der Nutzen einer guten epidemiologischen Überwachung.

Für die ethische Analyse von Impfprogrammen wurden fünf unterschiedliche Stufen unterschieden, wobei die (umfassende) Impfplicht kaum gerechtfertigt zu sein scheint. Zum einen erzielen Ansätze, die auf Freiwilligkeit abzielen, sehr gute Ergebnisse; und diese Potenziale sind noch nicht ausgeschöpft. Zum anderen erzeugt eine Impfpflicht Widerstand in der Gesellschaft.

Bei der Frage nach der ethischen Angemessenheit von NPI haben wir derzeit noch zu wenig Erfahrungen und Wissen über die Wirksamkeit, aber auch über die unterschiedlichen Dimensionen von Schaden. Hier werden wir in Zukunft besser beurteilen können, wie solche Public-Health-Maßnahmen ethisch zu bewerten sind.

Aufgaben zur Selbstüberprüfung

AUFGABE 3.1:

Nennen Sie die acht Stufen der Stufenleiter („Interventionsleiter") für mögliche Handlungsoptionen bei staatlichen Eingriffen zum Schutz der Bevölkerung (z. B. bei Tabakkonsum).

AUFGABE 3.2:

Was versteht man unter *Nudging*? Worin unterscheidet es sich von traditionelleren Ansätzen von Public-Health-Instrumenten und warum stellen sich ethisch weitreichendere Fragen als bei den traditionelleren Ansätzen?

AUFGABE 3.3:

Nennen Sie die fünf Stufen der Empfehlungsstärke bei Impfprogrammen.

Schlussbetrachtung

Sie wurden in diesem Buch auf eine kleine Reise mitgenommen. Dabei wurden Sie - wie oft bei Reisen in fremde Länder - mit vielen neuen Dingen konfrontiert: Begriffe, Theorien und Ansätze, Unterscheidungsmöglichkeiten, Methoden, Beispiele und Denkweisen. Wir laden Sie zum Schluss nun ein, mit uns zusammen diese Reise ein wenig Revue passieren zu lassen:

Die erste Station Ihrer Reise begann bei grundlegenden Dingen. Sie wurden mit Begriffen wie Moral, Ethik und Recht vertraut gemacht und haben gelernt, diese voneinander zu unterscheiden. Sie haben einen Einblick in die Theorien und Ansätze der Ethik im Allgemeinen bekommen. Dabei haben Sie vielleicht Ihre eigenen, wenn auch bislang eher unbewusst vertretenen ethischen Auffassungen wiedererkannt oder erfahren, dass Ihre präferierte Position sogar einen Namen hat, z. B. „Deontologie" oder „Pathozentrismus".

In den weiteren Stationen Ihrer Reise haben Sie die maßgeblichen Prinzipien der Public-Health-Ethik sowie verschiedene Techniken und Verfahren, die für die Analyse von Public-Health-Maßnahmen angewendet werden können, kennengelernt. Dabei wurden verschiedene Typen von moralischen Problemen und ein Entscheidungsfindungsmodell vorgestellt. Auch wurde gezeigt, wie die Prinzipien der Public-Health-Ethik noch weiter als Kriterien präzisiert und konkretisiert werden können. Ebenso wurden Sie mit weiteren Instrumenten wie Leitlinien und verschiedenen Formen der Institutionalisierung von Ethik im Gesundheitswesen - wie Ethikkommissionen oder nationalen Ethikräten - vertraut gemacht.

Die letzten Stationen der Reise führten Sie zu ausgewählten Problemen der Public Health - wie Tabakkonsum und Eindämmung von Infektionskrankheiten - und ihrer ethischen Analyse und Bewertung. Sie konnten hier die vorher erlernten Begriffe, Prinzipien und Techniken in konkreter Anwendung sehen und sich auch selbst in der Analyse und Bewertung von Public-Health-Maßnahmen üben. Wahrscheinlich haben Sie dadurch erkannt, wie rasch wir im Bereich der Public Health mit moralischen Problemen und damit mit ethischen Fragen und Herausforderungen konfrontiert werden.

Nach Ihrer Reise durch das Buch können Sie mit ethischen Fragen und Herausforderungen rational umgehen und damit nicht nur einen Beitrag zur Versachlichung moralischer Debatten, sondern auch zur Vermeidung und Lösung moralisch problematischer Public-Health-Maßnahmen leisten.

Anhang

Bearbeitungshinweise zu den Übungen

Übung 1.1

Lesen Sie den Text erst einmal in Ruhe durch. Gehen Sie ihn anschließend noch ein zweites Mal durch und markieren Sie Stellen, bei denen Sie denken, dass es um moralische, ethische oder rechtliche Aspekte geht. Schauen Sie sich anschließend die markierten Stellen genau an und versuchen Sie einzuordnen, ob es um Moral, Ethik oder Recht geht, und welche Zusammenhänge vielleicht auch im Text zu finden sind. Begründen Sie Ihre Auswahl mit ein paar Stichpunkten.

Übung 1.2

Die Studie finden Sie unter folgendem Link: http://www.aon.media/jzw83j (10.06.2021). Bei dieser Übung können Sie ähnlich verfahren wie bei Übung 1.1. Gehen Sie den Text zunächst durch und markieren Sie anschließend Stellen, bei denen Sie denken, dass Werte, Normen oder Tugenden angesprochen werden. Halten Sie auch fest, welche Werte, Normen oder Tugenden dabei angesprochen werden.

Übung 1.3

Gehen Sie für diese Übung noch einmal grob die im Studienbuch aufgeführten metaethischen und normativ-ethischen Theorien durch. Nehmen Sie sich dann zwei bis drei moralische Fragen vor (nicht zwingend mit Public-Health-Bezug) und überlegen Sie sich, wie sie diese bewerten würden oder bisher beantwortet haben. Sie können sich auch an Gespräche mit Freundinnen und Freunden oder Arbeitskolleginnen und -kollegen zurückerinnern, bei denen es um moralische Themen ging, und Ihre damaligen Argumente vergegenwärtigen. Versuchen Sie dann, diese Antworten oder Argumente den Theorien zuzuordnen, und halten Sie für sich fest, ob Sie dieser Theorie (weitgehend) zustimmen würden.

Übung 1.4

Denken Sie auch hier am besten an ein oder zwei konkrete Fälle, nun aus dem Public-Health-Bereich. Vielleicht greifen Sie dabei Beispiele auf, die zu Beginn des Kapitels genannt wurden. Prüfen Sie, ob etwas fehlen könnte, wenn Sie die vorgeschlagenen Prinzipien auf die Fälle „anwenden". Wenn Sie dieser Meinung sind, überlegen Sie sich, ob das ein neues, zusätzliches Prinzip sein müsste oder aber als Erweiterung eines bestehenden Prinzips verstanden werden könnte (z. B. in Form eines „Unterpunkts") und warum.

Übung 2.1

Fragen Sie zuerst eine geeignete Person an (persönlich oder schriftlich) und schildern Sie ihr, um was es bei der Übung gehen soll. Schreiben Sie sich dann drei oder vier Maßnahmen auf, die während der COVID-19-Pandemie oder auch während anderer Pandemien ergriffen worden sind. Sie können auch eine kleine Internetrecherche zu den Maßnahmen durchführen. Diskutieren Sie anschließend mit Ihrer Kollegin/Ihrem Kollegen, ob sie den Maßnahmen zustimmen. Wenn nicht, gehen Sie bei jeder Maßnahme, bei der Sie nicht (vollständig) einer Meinung sind, durch die einzelnen Typen der moralischen Uneinigkeit, um näher zu bestimmen, worin sie beide nicht zustimmen. Fragen Sie dazu z. B., ob sie/er einem bestimmten Wert oder Prinzip (das Sie evtl. kurz erläutern müssen) in Bezug auf die Maßnahme Wichtigkeit beimisst; wenn ja, scheint die Uneinigkeit woanders zu liegen. Nähern Sie sich auf diese Weise der Uneinigkeit an.

Sollte der Fall eintreten, dass es keine faktische Uneinigkeit zwischen Ihnen gibt, versuchen Sie *advocatus diaboli* (vgl. Kap. 2.1.1) zu spielen und mögliche Einwände zu formulieren. Versuchen Sie dann, diese hypothetische Uneinigkeit einzuordnen.

Übung 2.2

Lesen Sie sich zu Beginn nochmals die einzelnen Kriterien durch (vgl. Kap. 2.1.3). Dann schreiben Sie diese z. B. in einer Tabelle (Spalten) auf, sodass Sie daneben (Zeilen) festhalten können, ob Ihrer Meinung nach die Kriterien erfüllt sind oder nicht, und inwiefern genau (nicht). Auch hier können Sie zu den einzelnen Kriterien recherchieren, z. B. ob es Studien zu Nutzen und Schaden gibt, oder welche Argumente für oder gegen die Maßnahmen geäußert wurden; es ist für diese Übung aber nicht erforderlich, eine umfassende Recherche durchzuführen. Wichtig ist, dass Sie ein gewisses Gespür dafür entwickeln, welches (empirische) Wissen Sie für welches Kriterium eigentlich benötigen würden. Wenn Sie bei einem Kriterium aber nicht sicher sind, weil dessen Bewertung von der empirischen Evidenzlage abhängen würde (die Sie nicht kennen bzw. nicht im Rahmen der Übung einschätzen können), treffen Sie einfach bewusst eine Annahme, wie die Evidenzlage für die Zwecke der Übung aussehen soll, und bewerten Sie die Maßnahme hypothetisch anhand dieser Annahme.

Übung 2.3

Die Websites finden Sie z. B. über die Internetsuchmaschine Google. Schauen Sie auf den jeweiligen Websites, ob es Links bzw. Unterseiten gibt, die „Ziele" oder „Aufgaben" heißen. Solche Informationen können aber auch bei einer Beschreibung der Organisation („Wer sind wir?") zu finden sein. Kopieren Sie die wichtigen Absätze heraus oder fassen Sie diese in eigenen Worten zusammen, damit Sie anschließend leicht verglichen werden können. Wo sehen Sie entscheidende Unterschiede, wo aber auch ähnliche Aufgaben und Zielsetzungen? Machen Sie sich durch die Übung mit den genannten Organisationen vertraut.

Übung 3.1

Zu diesem Thema können Sie beispielsweise auf den Internetseiten des Regionalbüros für Europa der WHO recherchieren.

Übung 3.2

In der Literatur werden z. B. Verhaltensmodelle, psychologische Modelle, psychodynamische, sozialpsychologische und soziologische Modelle von Gesundheit und Krankheit unterschieden (vgl. Faller/Lang, 2017, S. 14 ff.). Ein anderes „klassisches" Modell ist das biomedizinische Modell. Verhaltensmodelle stellen Lernvorgänge (operante Konditionierung, klassische Konditionierung, Lernen am Modell) bei der Entstehung von Krankheiten in den Mittelpunkt. Als Krankheit definiert man nach diesem Modell fehlerhaftes Verhalten oder auch die Auswirkungen eines Verhaltens. Rauchen ist demnach also eine Krankheit. Das biomedizinische Modell sieht Störungen von Körperfunktionen, die biochemisch oder physikalisch nachgewiesen werden können, als Ursache von Erkrankungen. Demnach ist Rauchen ein Hobby bzw. ein Laster.

Übung 3.3

Das RKI gibt einen einführenden Überblick zu meldepflichtigen Krankheiten und Krankheitserregern. Die aktuellste Übersichtstabelle aller „namentlichen" und „nicht namentlichen" meldepflichtigen Krankheiten und Krankheitserregern ist auf der Website des RKI zu finden. Das IfSG thematisiert außerdem in § 6 meldepflichtige Krankheiten.

Übung 3.4

Die Frage der ethischen Angemessenheit der epidemiologischen Überwachung kann erweitert werden um die Frage, wie diese umgesetzt werden sollte, damit sie (weiterhin) ethisch angemessen ist.

Übung 3.5

Zu der Frage einer generellen Impfpflicht hat der Deutsche Ethikrat eine Stellungnahme „Impfen als Pflicht?" verfasst. Näheres dazu können Sie auf den Internetseiten des Deutschen Ethikrats und des RKI recherchieren.

Übung 3.6

Die folgenden Datenbanken können für die Recherche genutzt werden. Probieren Sie nicht nur deutsche, sondern auch englische Suchbegriffe aus:

- PubMed
- ETHMED
- PhilPapers
- Sociological Abstracts (http://www.aon.media/vpdp3k)
- ERIC
- Google Scholar

Übung 3.7

Hier können Sie erneut die Datenbanken, die zur Übung 3.6 aufgeführt wurden, verwenden.

Lösungen der Aufgaben zur Selbstüberprüfung

Aufgabe 1.1

- *Moral*: ein System von Werten, Normen/Regeln, Prinzipien oder Tugenden und den damit verbundenen Bewertungen und Überzeugungen (vgl. im Detail Definition 1.1)
- *Ethik*: die wissenschaftliche Untersuchung der Moral (bzw. von Moralen), die das Ziel der bloßen Beschreibung einer Moral verfolgen kann, vor allem aber auf Begründung und Kritik einer Moral abzielt und daher versucht, Maßstäbe zur Beurteilung einer Moral und ihrer Inhalte (Normen, Werte etc.) zu entwickeln (vgl. im Detail Definition 1.2).
- *Deskriptive Ethik*: Beschreibung von bestehenden Moralsystemen, keine Bewertung
- *Normative Ethik*: Bewertung bestehender Moralsysteme, Entwicklung alternativer Moralen oder Bewertungsmaßstäbe (wert- und normsetzend)
- *Metaethik*: Wissenschaftstheorie der Ethik; Beschäftigung mit den theoretischen und begrifflichen Grundlagen der Ethik, z. B. Klärung von Grundbegriffen der Ethik (wie beispielsweise „Norm" oder „Wert")
- *Recht*: Gesamtheit derjenigen explizit kodifizierten Verhaltens- oder auch Verfahrensnormen zum Zusammenleben innerhalb einer Gesellschaft, die von der akzeptierten normgebenden Instanz legitimiert und hoheitlich (staatlich) durchgesetzt werden bzw. deren Verstöße mit staatlich autorisierter Macht sanktioniert werden können (vgl. im Detail Definition 1.3).

Aufgabe 1.2

„Prinzip" kann entweder als Moralprinzip oder als „Prinzip mittlerer Reichweite" verstanden werden. Ein Moralprinzip ist die oberste (oder einzige) Prüfformel zur Überprüfung einer Moral oder die oberste und allgemeinste Norm einer Theorie der normativen Ethik. Ein Prinzip mittlerer Reichweite dagegen ist eine allgemeine Norm innerhalb eines bestimmten Handlungsbereichs (z. B. Medizin), die prima facie gültig ist, d.h., sie sollte zunächst befolgt werden, solange nicht eine andere Norm bzw. ein anderes Prinzip dagegenspricht. Von „Norm" grenzt sich „Prinzip" daher oft nur durch den Grad der Allgemeinheit oder Abstraktheit ab (Normen sind konkreter als Prinzipien; sie geben konkrete Handlungsorientierung mittels Gebote, Verbote oder Erlaubnisse), mit Ausnahme der ersten Deutung bei „Moralprinzip" (= Prüfformel, keine Norm). Vom „Wert" grenzt sich der Begriff „Prinzip" insofern ab, als Werte bewusste oder unbewusste, dabei meist recht allgemeine Vorstellungen von etwas Wünschenswertem sind, die dazu dienen, Wertungen vorzunehmen („gut"/„schlecht"). Sie sind zwar handlungsorientierend und sinnstiftend, schreiben aber im Gegensatz zu Normen und damit Prinzipien (mittlerer Reichweite) keine konkreten Handlungen vor. Zudem sind Werte nicht auf die Moral beschränkt (z.B. gibt es auch ästhetische Werte).

Aufgabe 1.3

Deontologische Theorien bewerten die Moralität einer Handlung oder einer Norm anhand von Pflichten und/oder Rechten. Dadurch sind Handlungen oder Normen intrinsisch richtig oder falsch, wenn sie den als gültig betrachteten Pflichten oder Rechten entsprechen. Die Folgen einer Handlung oder Norm sind hierfür nicht (allein) ausschlaggebend. *Konsequentialistische Theorien* bewerten die Moralität einer Handlung oder einer Norm ausschließlich anhand der (absehbaren) Folgen, die aus den Handlungen oder der Befolgung der Norm resultieren. Sind diese – vereinfacht gesprochen – positiv bzw. gut, ist eine Handlung oder Norm richtig, sind diese negativ bzw. schlecht, ist sie falsch.

Aufgabe 1.4

Eine Prinzipienethik besteht aus mehreren Prinzipien mittlerer Reichweite eines bestimmten Handlungsbereiches (so z.B. Public Health), die prima facie zu befolgen sind. Diese Prinzipien dienen (auch) als „Gesichtspunkte", die Handlungen im Handlungsbereich ethisch besonders auszeichnen. Eine Prinzipienethik ist weder einer deontologischen oder konsequentialistischen oder anderen Moraltheorie eindeutig zuzuordnen, sondern versucht hier, „integrativ" zu wirken und Intuitionen verschiedener Moraltheorien einzufangen („ethische Wahrnehmungsfähigkeit" vergrößern). Da sie aber nicht nur eine bestehende Moral (des jeweiligen Handlungsbereiches) abbilden, sondern darüber hinausgehen, greifen sie auf normativ-ethische Theorien zurück, um ihre Prinzipien zu bilden und zu interpretieren.

Aufgabe 1.5

- *Wohltun* (oder *Fürsorge*): Dieses Prinzip verpflichtet zu aktivem Handeln, um das Wohl (insbesondere Leben, Gesundheit und Lebensqualität) von Individuen zu fördern. Auch fordert es, weiteren möglichen Schaden abzuwenden.
- *Nichtschaden*: Dieses Prinzip fordert, schädliche Handlungen zu unterlassen oder, sobald schädliche Wirkungen erkannt werden, abzubrechen. Auch hier sind neben objektiven Schadenspotenzialen die subjektiven Empfindungen zu berücksichtigen.
- *Gemeinwohlorientierung*: Dieses Prinzip betont, dass es Public-Health-Maßnahmen nicht nur um die Förderung des Wohls Einzelner geht, sondern vor allem auch darum, das Gemeinwohl zu fördern, d.h. hier: Gesundheit zu maximieren.
- *Effizienz*: Effizienz ist das Gebot, mit den zur Verfügung stehenden Ressourcen möglichst verantwortungsvoll umzugehen und Ressourcen nicht verschwenderisch einzusetzen. Effizienz kann definiert werden als das Verhältnis zwischen dem Nutzen und den zugehörigen Kosten einer Maßnahme.
- *Verhältnismäßigkeit*: Verhältnismäßigkeit bedeutet, das Maß des Notwendigen nicht großzügig zu überschreiten. Dies impliziert, die am wenigsten aufwendige oder eingreifende Handlungsweise zu wählen.
- *Respekt der Autonomie*: Dieses Prinzip gesteht jeder Person eine eigene Vorstellung des eigenen „guten Lebens" und vor allem die Entscheidungsfreiheit über das, was mit ihr geschieht, zu. Damit das damit verbundene Recht auf Selbstbestimmung gelebt werden kann, gebietet das Prinzip auch, die Entscheidungsfähigkeit bzw. Selbstbestimmungsfähigkeit zu fördern.

- *Gerechtigkeit*: Gerechtigkeit beschäftigt sich bei sozialen Institutionen mit dem Ausgleich von Freiheit und Gleichheit und mahnt im Kontext von Public-Health-Maßnahmen die faire Verteilung von Nutzen und Lasten an. Das Prinzip macht ferner deutlich, dass Individuen und Gruppen nicht stigmatisiert oder benachteiligt werden dürfen (vgl. im Detail Tab. 1.1).

Aufgabe 2.1

Moralische Probleme können entstehen, wenn zwischen beteiligten Akteuren Uneinigkeit/Unsicherheit besteht in Bezug auf (vgl. Kap. 2.1.1):

a) moralisch relevante Fakten
b) die Subsumption einer Handlungsweise unter einer Norm/einem Prinzip
c) die Reichweite oder den Umfang von Normen oder Prinzipien
d) die Gewichtung von moralischen Werten, Prinzipien oder Normen
e) die moralische Bewertung von Handlungsoptionen bzw. über moralische Werte, Prinzipien, Normen etc.

Aufgabe 2.2

1) Bestimmung und Fokussierung auf das zentrale Problem
2) Bestimmung der möglichen Handlungsoptionen
3) Beurteilung des (verfügbaren) Wissens
4) Bewertung der Handlungsoptionen und ihrer (möglichen) Folgen
5) Auswahl der Handlungsoptionen/Entscheidung
6) Umsetzung der Entscheidung, Kommunikation, Re-Evaluation
7) Die eigentliche ethische Fallanalyse ist in Phase 4 zu verorten und hier vor allem in 4d) und 4e) (vgl. Kap. 2.1.2).

Aufgabe 2.3

Ethische Leitlinien (oder Ethikleitlinien) enthalten spezifische inhaltliche oder prozedurale ethische Empfehlungen zu einem bestimmten Thema, z. B. einer Krankheit, einer üblichen Public-Health-Maßnahme usw. Sie zielen nicht darauf ab, medizinisches Wissen zusammenzufassen. Medizinische Leitlinien dagegen fokussieren genau darauf, Wissen über bestimmte medizinische Interventionen praxisrelevant zur Verfügung zu stellen. Sie können dabei aber auch ethische Aspekte mit abdecken, sei das implizit in den medizinischen Empfehlungen oder auch explizit als solche benannt. HTA-Berichte bewerten eine Gesundheitstechnologie - z. B. ein Arzneimittel, aber auch ein Versorgungskonzept - vor allem nach (medizinischem) Nutzen und Schaden sowie Kosten. Manche HTA-Berichte enthalten aber auch Analysen oder Bewertungen der sozialen, rechtlichen und ethischen Aspekte einer Gesundheitstechnologie; dies wird auch gefordert und zunehmend umgesetzt.

Die drei Instrumente ähneln sich darin, dass sie ethische oder ethisch relevante Informationen - z. B. empirische Evidenz zu Nutzen und Schaden - zu einer Krankheit oder einer Maßnahme zur Verfügung stellen können. Diese können eine eigene ethische Analyse unterstützen, weshalb es angeraten ist, zu prüfen, ob bei einer bestimmten Maßnahme bereits passende Leitlinien oder HTA-Berichte vorliegen (vgl. Kap. 2.2).

Aufgabe 2.4

Institutionalisierung, d. h. die Übertragung von gewissen Aufgaben oder Funktionen in einer Gesellschaft auf eine bestimmte soziale Organisation dieser Gesellschaft, ist im Gesundheitswesen ein verbreitetes Phänomen. Deshalb wurde auch Ethik zunehmend im Gesundheitswesen institutionalisiert; es müssen Entscheidungen getroffen werden, die weitreichende Folgen für ggf. eine Vielzahl an Personen haben können und die deshalb nicht (vollständig) dem „persönlichem Gutdünken" Einzelner überlassen werden sollten. Mögliche Formen institutionalisierter Ethik sind *Fachgesellschaften*, *Ethikkommissionen*, *klinische Ethikkomitees* und *nationale Ethikräte*. Diese unterscheiden sich sowohl in Bezug auf ihre Inhalte (Ethikkommissionen: Forschung; klinische Ethikkomitees: Klinik/Patientenversorgung; nationale Ethikräte: gesellschaftlicher Diskurs zu verschiedenen Themen, u. a. Public Health) als auch auf ihre Aufgaben (z. B. das Erteilen von Ethik-Voten für Forschungsprojekte, die ethische Beratung „am Krankenbett" bereitstellen, Leitlinien erstellen oder Politikberatung ermöglichen).

Aufgabe 3.1

- *1. Stufe*: gar nichts tun oder die aktuelle Situation beobachten bzw. Entscheidungen frei lassen (Erlauben)
- *2. Stufe*: Entscheidungen anbahnen (Informieren)

- 3. *Stufe*: Entscheidungen ermöglichen (Anbieten)
- 4. *Stufe*: Entscheidungen lenken durch neue Standards (Motivieren)
- 5. *Stufe*: Entscheidungen lenken durch Anreize (Motivieren)
- 6. *Stufe*: Entscheidungen lenken durch Bestrafung (Motivieren)
- 7. *Stufe:* Entscheidungen begrenzen (Sanktionieren)
- 8. *Stufe:* Entscheidung eliminieren (Verbieten) (vgl. auch Kap. 3.1.2 und 3.2)

Aufgabe 3.2

Nudging (zu Deutsch: „Stupsen“) ist ein neueres Steuerungsinstrument für Public Heath („policy tool“), das durch eine bestimmte Art der Präsentation von Entscheidungsoptionen versucht, Entscheidungen zu lenken und Menschen dazu zu bringen, ihr Verhalten auf eine sozial erwünschte Weise zu ändern. Im Gegensatz zu traditionelleren Ansätzen wie Information, Anreiz oder Nötigung, die eher rationale Entscheidungen beeinflussen wollen, zielt *Nudging* auf die eher unbewussten Muster in den Köpfen der Menschen ab und versucht, diese zu ändern. Da *Nudging* deshalb oft nicht bewusst wahrgenommen wird, stellen sich bei *Nudging* ethisch weitreichendere Fragen im Vergleich zu den traditionelleren Ansätzen.

Aufgabe 3.3

- 1. *Stufe*: von der Impfung abraten; keine Kostenübernahme durch die GKV
- 2. *Stufe*: Impfung anbieten, keine explizite Empfehlung; evtl. Kostenübernahme durch die GKV
- 3. *Stufe*: Impfung anbieten und empfehlen, evtl. proaktive Maßnahmen; Kostenübernahme durch GKV
- 4. *Stufe*: Impfung anbieten, empfehlen und mit (monetären und nicht monetären) Anreizen versehen; Kostenübernahme durch die GKV
- 5. *Stufe*: Impfung gesetzlich vorgeschrieben, Nichtbefolgung steht unter Strafe; Kostenübernahme durch die GKV oder Steuerfinanzierung

Abkürzungsverzeichnis

AEM	Akademie für Ethik in der Medizin e. V.
BZgA	Bundeszentrale für gesundheitliche Aufklärung
CDC	Centers for Disease Control and Prevention
CPG	Clinical Practice Guideline (zu Deutsch: medizinische Leitlinie)
DBfK	Deutscher Berufsverband für Pflegeberufe
DGPH	Deutsche Gesellschaft für Public Health e. V.
DGPs	Deutsche Gesellschaft für Psychologie e. V.
GKV	Gesetzliche Krankenversicherung
HIV	Humanes Immundefizienz-Virus
HTA	Health Technology Assessment (zu Deutsch: Gesundheitstechnologiebewertung)
IARC	International Agency for Research on Cancer
IQWiG	Institut für Qualität und Wirtschaftlichkeit im Gesundheitswesen
IOM	Institute of Medicine
KEK	Klinisches Ethikkomitee
NPI	Nicht pharmakologische Interventionen
RKI	Robert Koch-Institut
STIKO	Ständige Impfkommission
WHO	World Health Organization (zu Deutsch: Weltgesundheitsorganisation)

Glossar

Angewandte Ethik — eine Unterdisziplin der normativen Ethik, die moralische Fragen in konkreten Handlungsbereichen (wie Medizin, Medien, Umwelt etc.) wissenschaftlich untersucht

Bereichsethik — eine meist interdisziplinär betriebene Angewandte Ethik, die auf einen konkreten Handlungsbereich (wie Medizin = Medizinethik) beschränkt bleibt

Deskriptive Ethik — Unterdisziplin der Ethik, die Moral(en) und moralische Phänomene beschreibt (aber nicht bewertet, begründet oder kritisiert)

Empirie/empirisch — die über die subjektive Sinneswahrnehmung oder aber über kontrollierte, wissenschaftliche Methoden (z. B. systematische Beobachtung, Experiment) gewonnenen Informationen

Entscheidungsfindungsmodell — ein Modell, das die ideale Vorgehensweise beschreibt, um eine (ethische) Entscheidung zu treffen

Epidemiologische Überwachung — die kontinuierliche Überwachung gesundheitlicher Daten (u. a. Erkrankungsfälle, Todesfälle) der Bevölkerung, um Public-Health-Maßnahmen zu planen, durchzuführen oder zu bewerten

Ethik — eine Wissenschaft, die Moral und moralische Phänomene beschreibend (= deskriptive Ethik) oder begründend bzw. wert-/normsetzend (= normative Ethik) zum Gegenstand hat; dies schließt auch die eigene Reflexion als Wissenschaft mit ein (= Meta-Ethik).

Ethikkommission — ein interdisziplinäres Gremium, das i. d. R. Forschungsvorhaben ethisch, rechtlich und formal bewerten und je nach zutreffendem Gesetz genehmigen respektive nicht genehmigen, befürworten oder ablehnen kann

Ethikrat — ein auf nationaler Ebene eingesetzter, interdisziplinär aufgebauter Expertenrat, der die Politik und Gesetzgebung zu ethisch relevanten Themen berät, je nach Land mit gesetzlicher Grundlage (z. B. Deutschland)

Ethische Herausforderung — eine Handlungs-/Entscheidungssituation, in der zwei oder mehr ethische Prinzipien miteinander in Konflikt stehen (nicht gleichzeitig vollumfänglich erfüllt werden können) und deshalb eine Gewichtung und Abwägung erforderlich ist

Ethische Leitlinie — ein Dokument, das inhaltliche oder prozedurale ethische Empfehlungen zum Umgang mit bestimmten Erkrankungen, Maßnahmen oder Patientengruppen enthält

Ethisches Risiko — eine Handlungs-/Entscheidungssituation, in der die Gefahr besteht, ein ethisches Prinzip (oder mehrere Prinzipien) unzureichend zu berücksichtigen

Ethische Theorien — eine Theorie (Moraltheorie), welche allgemeine Bewertungsmaßstäbe (z. B. Prinzipien, Normen, Kriterien etc.) für die Bewertung von z. B. moralischen Normen zur Verfügung stellt und damit insgesamt versucht zu klären, was Moral im Kern „ausmachen" sollte

Evidenz die Gesamtheit empirischer Informationen zu einer (empirischen) Frage, die im Rahmen wissenschaftlicher Forschung gewonnen wurden (z. B. klinische Studien) und i. d. R. auch auf einer ausreichenden methodischen Qualität beruhen

Metaethik eine Unterdisziplin der Ethik, die sich mit den begrifflichen und theoretischen Grundlagen der Ethik beschäftigt und daher als Wissenschaftstheorie der Ethik fungiert

Moral die Gesamtheit der jeweiligen Werte, Normen, Prinzipien oder Tugenden und damit verbundener Standpunkte einer sozialen Gruppe oder einer Gesellschaft, die für ein friedliches Zusammenleben in der Gruppe oder Gesellschaft sorgen sollen

Norm eine verallgemeinerte Anweisung oder Vorschrift (Gebot, Verbot, Erlaubnis), die der Handlungsorientierung von Einzelpersonen und der Handlungsregulierung von sozialen Gruppen oder einer Gesellschaft dient

Normative Ethik Unterdisziplin der Ethik, die sich mit der Begründung und Kritik von Moral(en) und mit der Entwicklung von Bewertungsmaßstäben beschäftigt

Nudging eine Methode, das Verhalten von Menschen zu beeinflussen, ohne ausdrückliche Verbote oder Gebote auszusprechen oder grundsätzliche Anreizsysteme zu verändern

Prinzip entweder ein übergeordnetes Moralprinzip, das als Grundlage (Prüfformel oder oberste inhaltliche Norm) einer ethischen Theorie dient, oder ein „ethisches Prinzip mittlerer Reichweite" als eine allgemeine Norm innerhalb eines Handlungsbereichs, die besonders im Rahmen einer Prinzipienethik verwendet wird

Prinzipienethik ein theoretischer Ansatz der Angewandten Ethik respektive einer Bereichsethik (z. B. Medizin- oder Public-Health-Ethik), der von mehreren gleichrangigen Prinzipien (allgemeinen Normen) ausgeht, die im Einzelfall gegeneinander abgewogen werden müssen

Public Health die interdisziplinäre Wissenschaft, die sich mit der Gesundheit, der (physischen und psychischen) Erkrankung, Prävention und Gesundheitsförderung der Bevölkerung beschäftigt

Public-Health-Ethik eine Bereichsethik, die sich mit ethischen Fragen im Bereich der Public Health beschäftigt

Tugend eine erstrebenswerte Charaktereigenschaft, die zu moralisch richtigem Verhalten motiviert

Wert ein Leitbild oder ein Ideal, das der Handlung eine Orientierung vorgibt und eine sinnstiftende Funktion aufweist; ein Wert dient daher auch als Grund für eine Wertung („gut" oder „schlecht").

Literaturverzeichnis

Ach, J. S./Runtenberg, C. (2002). *Bioethik: Disziplin und Diskurs. Zur Selbstaufklärung angewandter Ethik.* Frankfurt a. M./New York: Campus.

AEM – Akademie für Ethik in der Medizin e. V. (2020). *Standards und Empfehlungen für Ethikberatung im Gesundheitswesen.* https://www.aem-online.de/index.php?id=62 (11.06.2021).

Ärzteblatt (2020). *Für Herdenimmunität Coronaimpfrate von bis zu 70 Prozent nötig.* Artikel vom 30.11.2020. https://www.aerzteblatt.de/nachrichten/118837/Fuer-Herdenimmunitaet-Coronaimpfrate-von-bis-zu-70-Prozent-noetig (13.08.2021).

Ärzteblatt (2019). *Kinderärzte für nationales Impfregister.* Artikel vom 23.04.2019. https://www.aerzteblatt.de/nachrichten/102568/Kinderaerzte-fuer-nationales-Impfregister (11.06.2021).

Albisser Schleger, H./Mertz, M./Meyer-Zehnder, B./Reiter-Theil, S. (2012). *Klinische Ethik – METAP. Leitlinie für Entscheidungen am Krankenbett.* Heidelberg: Springer.

Albisser Schleger, H./Oehninger, N./Reiter-Theil S. (2011). *Avoiding bias in medical ethical decision-making. Lessons to be learnt from psychology research.* Medicine, Health Care and Philosophy, 14, S. 155–162.

Alzmann, N. (2016). *Zur Beurteilung der ethischen Vertretbarkeit von Tierversuchen.* Tübingen: Narr Francke Attempto.

Arno, A./Thomas, S. (2016). *The efficacy of nudge theory strategies influencing adult dietary behaviour: a systematic review and meta-analysis.* BMC Public Health, 16, S. 676.

Baggini, J./Fosl, P. S. (2007). *The Ethics Toolkit. A Compendium of Ethical Concepts and Methods.* Malden/Oxford/Victoria: Blackwell Publishing.

Baumann-Hölzle, R. (1999). *Autonomie und Freiheit in der Medizin-Ethik.* Freiburg/München: Karl Alber.

Bertelsmann, H./Lerzynski, G./Kunz, R. (2007). *Kritische Bewertung von Studien zu therapeutischen Interventionen.* In: Kunz, R./Ollenschläger, G./Raspe, H./Jonitz, G. et al. (Hrsg): Lehrbuch Evidenzbasierte Medizin in Klinik und Praxis. Köln: Deutscher Ärzte-Verlag, S. 133–148.

Birnbacher, D. (2011). *Utilitarismus.* In: Düwell, M./Hübenthal, C./Werner, M. H. (Hrsg.): Handbuch Ethik. Stuttgart: J. B. Metzler'sche Verlagsbuchhandlung und Carl Ernst Poeschel, S. 95–107.

Beauchamp, T. L./Childress, J. F. (2009). *Principles of Biomedical Ethics.* New York: Oxford University Press.

BMG – Bundesministerium für Gesundheit/BMI – Bundesministerium des Inneren, Bau und Heimat (o. J.). *Corona-Einreiseregeln (Kurzübersicht).* https://www.bundesgesundheitsministerium.de/fileadmin/Dateien/3_Downloads/C/Coronavirus/FAQs_Reise/Corona-Einreiseregeln_Kurzuebersicht.pdf (25.07.2021).

Bradley, P. (1999). *Should childhood immunisation be compulsory? Journal of Medical Ethics, 25 (4), S.* 330–334.

Bundesgesundheitsministerium (2019). *Impfpflicht soll Kinder vor Masern schützen.* https://www.bundesgesundheitsministerium.de/impfpflicht.html (11.06.2021).

BZgA – Bundeszentrale für gesundheitliche Aufklärung (2020). *Raucherquote bei Erwachsenen.* https://www.rauchfrei-info.de/informieren/verbreitung-des-rauchens/raucherquote-bei-erwachsenen/ (11.06.2021).

CDC – Centers for Disease Control and Prevention (2020). *Smoking and tobacco use: fast facts.* http://www.cdc.gov/tobacco/data_statistics/fact_sheets/fast_facts (11.06.2021).

Dawson, A. (2007). *Herd protection as a public good: Vaccination and our obligations to others.* In: Dawson, A./Verweij, M. (Hrsg.): Ethics, prevention, and public health. Oxford: Clarendon Press, S. 160–178.

DBfK – Deutscher Berufsverband für Pflegeberufe (2013). *ICN-Ethikkodex für Pflegende.* DBfK: Berlin.

Deutsche Aidshilfe (2020). *HIV-PrEP. Sich mit Medikamenten vor HIV schützen.* https://www.aidshilfe.de/hiv-prep#bezug-und-kosten (11.06.2021).

Deutscher Bundestag (2020). *Umsetzung der Tabakrahmenkonvention.* Petitionen/Ausschuss – 15.01.2020 (hib 62/2020). https://www.bundestag.de/presse/hib/677462-677462 (11.06.2021).

Deutscher Bundestag (2019). *Antwort der Bundesregierung auf die Kleine Anfrage der Abgeordneten Niema Movassat, Dr. André Hahn, Gökay Akbulut, weiterer Abgeordneter und der Fraktion DIE LINKE.* Drucksache 19/16247. https://dipbt.bundestag.de/doc/btd/19/162/1916247.pdf (11.06.2021).

Deutscher Ethikrat (2020a). *Der Ethikrat.* https://www.ethikrat.org/der-ethikrat/ (11.06.2021).

Deutscher Ethikrat (2020b). *Solidarität und Verantwortung in der Corona-Krise.* Berlin: Deutscher Ethikrat.

Deutscher Ethikrat (2019). *Impfen als Pflicht? Berlin: Deutscher Ethikrat.*

Deutscher Ethikrat (2017). *Big Data und Gesundheit – Datensouveränität als informationelle Freiheitsgestaltung.* Berlin: Deutscher Ethikrat.

Deutsches Krebsforschungszentrum (2015). *Fakten zum Rauchen.* https://www.dkfz.de/de/tabakkontrolle/download/Publikationen/FzR/FzR_Gesundheitsrisiko_Nikotin_web.pdf (11.06.2021).

DGPH – Deutsche Gesellschaft für Public Health e. V. (2020). *Public Health – Eine Einführung.* http://www.dgph.info/info-ueberblick/inf-ueberblick/ (11.06.2021).

DGPs – Deutsche Gesellschaft für Psychologie e. V. (2020). *Ethikkommission.* https://www.dgps.de/index.php?id=2000652 (11.06.2021).

Diedrichs, P. C./Barlow, F. K. (2011). *How to lose weight bias fast! Evaluating a brief anti-weight bias intervention.* British Journal of Health Psychology, 16, S. 846–861.

Düwell, M./Hübenthal, C./Werner, M. H. (2011a). *Einleitung. Ethik: Begriff – Geschichte – Theorie – Applikation.* In: Düwell, M./Hübenthal, C./Werner, M. H. (Hrsg.): Handbuch Ethik. Stuttgart: J. B. Metzler'sche Verlagsbuchhandlung und Carl Ernst Poeschel, S. 1–23.

Düwell, M./Hübenthal, C./Werner, M. H. (2011b) (Hrsg.). *Handbuch Ethik.* Stuttgart: J. B. Metzler'sche Verlagsbuchhandlung und Carl Ernst Poeschel.

Dutzmann, J./Hartog, C./Janssens, U./Jöbges, S. et al. (2020). *Entscheidungen über die Zuteilung intensivmedizinischer Ressourcen im Kontext der COVID-19-Pandemie. Klinisch-ethische Empfehlungen der DIVI, der DGINA, der DGAI, der DGIIN, der DGNI, der DGP, der DGP und der AEM.* Medizinische Klinik – Intensivmedizin und Notfallmedizin, 115, S. 477–485.

EbM-Netzwerk – Deutsches Netzwerk Evidenzbasierte Medizin e. V. (2020a). *Covid-19 Pandemie: So viel Zeit muss sein! Keine Experimente mit der alten und chronisch kranken Bevölkerung ohne wissenschaftliche Begleitung.* https://www.ebm-netzwerk.de/de/veroeffentlichungen/pdf/stn-20200327-covid19-begleitforschung (11.06.2021).

EbM-Netzwerk – Deutsches Netzwerk Evidenzbasierte Medizin e. V. (2020b). *COVID-19: Wo ist die Evidenz? https://www.*ebm-netzwerk.de/de/veroeffentlichungen/covid-19 (11.06.2021).

Effertz, T. (2016). *Kosten des Rauchens in Deutschland.* Public Health Forum, 24, S. 80–83.

Emanuel, E. J./Grady, C./Wendler, D. (2008). *An ethical framework for biomedical research.* In: Emanuel, E. J./Grady, C./Crouch, R. A./Lie, R. K. et al. (Hrsg.): The Oxford Textbook of Clinical Research Ethics. New York: Oxford University Press, S. 123–135.

Engel, G. L. (1977). *The need for a new medical model: a challenge for biomedicine.* Science, 196 (4286), S. 129–136.

Esser, H. (2000). *Soziologie. Spezielle Grundlagen. Band 5: Institutionen.* Frankfurt a. M./New York: Campus.

Faller, H./Lang, H. (2010). *Gesundheits- und Krankheitsmodelle.* In: Faller, H./Lang, H. (Hrsg.): Medizinische Psychologie und Soziologie. Berlin/Heidelberg: Springer, S. 14–49.

Flegal, K. M./Carroll, M. D./Ogden, C. L./Curtin, L. R. (2010). *Prevalence and trends in obesity among US adults, 1999–2008.* JAMA, 303 (3), S. 235–241.

Fuchs, M. (2005). *Nationale Ethikräte. Hintergründe, Funktionen und Arbeitsweisen im Vergleich.* Nationaler Ethikrat: Berlin.

G-BA – Gemeinsamer Bundesauschuss (2020). *Wer wir sind.* https://www.g-ba.de/ueber-den-gba/wer-wir-sind/ (11.06.2021).

GBE-Bund – Gesundheitsberichterstattung des Bundes (2006). *Gesundheit in Deutschland.* Berlin: Robert Koch-Institut in Zusammenarbeit mit dem Statistischen Bundesamt. http://www.gbe-bund.de/pdf/GESBER2006.pdf (11.06.2021).

Gerhardus, A./Breckenkamp, J./Razum, O. (2010) (Hrsg.). *Evidence-based Public Health.* Bern: Hans Huber.

Gesang, B. (2003). *Eine Verteidigung des Utilitarismus.* Stuttgart: Reclam.

Gigerenzer, G. (2020). *„Unser Leben kann so nicht weitergehen“.* Interview mit Gerd Gigerenzer, Artikel vom 31.03.2020. https://www.zeit.de/gesellschaft/2020-03/gerd-gigerenzer-risiko-forschung-coronavirus-pandemie?utm_source=pocket-newtab (11.06.2021).

Gräfrath, B. (2004). *Recht.* In: Mittelstrass, J. (Hrsg.): Enzyklopädie Philosophie und Wissenschaftstheorie. Band 3. Stuttgart/Weimar: J. B. Metzler'sche Verlagsbuchhandlung und Carl Ernst Poeschel, S. 510–511.

Gruber, J. (2001). *Tobacco at the crossroads: the past and future of smoking regulation in the United States.* Journal of Economic Perspectives, 15, S. 193–212.

Hagman, W./Andersson, D./Västfjäll, D./Tinghög, G. (2015). *Public views on policies involving nudges.* Review of Philosophy and Psychology, 6 (3), S. 439–453.

Hart, D. (2001). *Health Technology Assessment (HTA) und gesundheitsrechtliche Regulierung.* Medizinrecht, 19 (1), S. 1–8.

Hatchett, R. J./Mecher, C. E./Lipsitch, M. (2007). *Public health interventions and epidemic intensity during the 1918 influenza pandemic.* Proceedings of the National Academy of Sciences of the United States of America, 104, S. 7582–7587.

Heilert, D./Kaul, A. (2017). *Smoking behaviour in Germany – evidence from the SOEP. SOEPpapers on Multidisciplinary Panel Data Research.* Berlin: DIW.

Hofmann, B. (2014). *Why not integrate ethics in HTA: identification and assessment of the reasons.* GMS Health Technology Assessment, 10, S. 1–9.

Hübenthal, C. (2011). *Teleologische Ansätze – Einleitung.* In: Düwell, M./Hübenthal, C./Werner, M. H. (Hrsg.): Handbuch Ethik. Stuttgart: J. B. Metzler'sche Verlagsbuchhandlung und Carl Ernst Poeschel, S. 61–68.

Hummel, D./Maedche, A. (2019). *How Effective Is Nudging? A Quantitative Review on the Effect Sizes and Limits of Empirical Nudging Studies.* Journal of Behavioral and Experimental Economics, 80, S. 47–58.

IARC – International Agency for Research on Cancer (2011). *Effectiveness of Tax and Price Policies for Tobacco Control.* Volume 14. IARC Handbooks of Cancer Prevention, Tobacco Control. Lyon: IARC.

IOM – Institute of Medicine (2014). *Health Literacy.* Washington (D. C.): National Academies Press, Institute of Medicine.

IOM – Institute of Medicine (2011). *Clinical practice guidelines we can trust.* Washington (D. C.): National Academies Press, Institute of Medicine.

IQWiG – Institut für Qualität und Wirtschaftlichkeit im Gesundheitswesen (2020). *ThemenCheck Medizin: Wissen, was nutzt.* https://www.themencheck-medizin.iqwig.de/ (11.06.2021).

IQWiG – Institut für Qualität und Wirtschaftlichkeit im Gesundheitswesen (2018). *Schwangerschaft und Geburt.* https://www.gesundheitsinformation.de/schwangerschaft-und-geburt.2686.de.html (11.06.2021).

Isensee, B./Hanewinkel, R. (2012). *Meta-analysis on the effects of the smoke-free class competition on smoking prevention in adolescents.* European Addiction Research, 18, S. 110–115.

Jefferson, T./Del Mar, C. B./Dooley, L./Ferroni, E. et al. (2011). *Physical interventions to interrupt or reduce the spread of respiratory viruses.* Cochrane Database Systematic Review. https://www.cochranelibrary.com/cdsr/doi/10.1002/14651858.CD006207.pub5/full (11.06.2021).

Jha, P./Ramasundarahettige, C./Landsman, V. (2013). *21st-century hazards of smoking and benefits of cessation in the United States.* New England Journal of Medicine, 368, S. 341–350.

Kahrass, H./Strech, D./Mertz, M. (2017). *Ethical issues in obesity prevention for school children: a systematic qualitative review.* International Journal of Public Health, 62 (9), S. 981–988.

Kambartel, F. (2004a). *Moral.* In: Mittelstrass, J. (Hrsg): Enzyklopädie Philosophie und Wissenschaftstheorie. Band 2. Stuttgart/Weimar: J. B. Metzler'sche Verlagsbuchhandlung und Carl Ernst Poeschel, S. 932–933.

Kambartel, F. (2004b). *Norm (handlungstheoretisch, moralphilosophisch).* In: Mittelstrass, J. (Hrsg): Enzyklopädie Philosophie und Wissenschaftstheorie. Band 2. Stuttgart/Weimar: J. B. Metzler'sche Verlagsbuchhandlung und Carl Ernst Poeschel, S. 1030–1031.

Kant, I. (1998). *Grundlegung zur Metaphysik der Sitten.* Stuttgart: Reclam (Erstausgabe 1785).

Kettner, M. (2011). *Moral.* In: Düwell, M./Hübenthal, C./Werner, M. H. (Hrsg.): Handbuch Ethik. Stuttgart: J. B. Metzler'sche Verlagsbuchhandlung und Carl Ernst Poeschel, S. 426–430.

Klingler, C./Silva, D. S./Schuermann, C./Reis, A. A. et al. (2017). *Ethical issues in public health surveillance: a systematic qualitative review.* BMC Public Health, 17, S. 295.

Knüppel, H./Mertz, M./Schmidhuber, M./Neitzke, G. et al. (2013). *Inclusion of ethical issues in dementia guidelines: a thematic text analysis.* PloS Medicine, 10 (8), S. e1001498.

Korte, H./Schäfers, B. (2002). *Einführung in die Praxisfelder der Soziologie.* Opladen: Leske + Budrich.

Kotz, D./Böckmann, M./Kastaun, S. (2018). *Nutzung von Tabak und E-Zigaretten sowie Methoden zur Tabakentwöhnung in Deutschland – Eine repräsentative Befragung in 6 Wellen über 12 Monate (die DEBRA-Studie).* Deutsches Ärzteblatt International, 115, S. 235–242.

Kotz, D./West, R. (2009). *Explaining the social gradient in smoking cessation: It's not in the trying, but in the succeeding.* Tobocca Control, 18, S. 43–46.

Kühl, K. (2011). *Recht und Moral.* In: Düwell, M./Hübenthal, C./Werner, M. H. (Hrsg.): Handbuch Ethik. Stuttgart: J. B. Metzler'sche Verlagsbuchhandlung und Carl Ernst Poeschel, S. 486–493.

Krijnen, C. (2011). *Wert.* In: Düwell, M./Hübenthal, C./Werner, M. H. (Hrsg.): Handbuch Ethik. Stuttgart: J. B. Metzler'sche Verlagsbuchhandlung und Carl Ernst Poeschel Verlag GmbH, S. 548–553.

Kroll, L. E./Lampert, T. (2009). *Soziale Unterschiede in der Lebenserwartung: Datenquellen in Deutschland und Analysemöglichkeiten des SOEP.* Methoden, Daten, Analysen (mda), 3 (1), S. 3–30.

Liang, L./Chaloupka, F./Nichter, M./Clayton, R. (2003). *Prices, policies and youth smoking.* Addiction, 98, Suppl. 1, S. 105–122.

Marckmann, G (2010a). *Impfprogramme: Ethische Fragen.* In: Strech, D./Marckmann, G. (Hrsg.). Public Health Ethik. Münster: LIT, S. 173–189.

Marckmann, G. (2010b). *Präventionsmaßnahmen im Spannungsfeld zwischen individueller Autonomie und allgemeinem Wohl.* Ethik in der Medizin, 22, S. 207–220.

Marckmann, G (2002). *Prioritäten im Gesundheitswesen: Zwischen Gerechtigkeit und gutem Leben.* In: Brand, A./Engelhardt, D. von/Simon, A./Wehkamp, K.-H. (Hrsg.): Individuelle Gesundheit versus Public Health? Sammelband zur Jahrestagung der Akademie für Ethik in der Medizin e. V. Hamburg: LIT, S 204–207.

Maruska, M./Isensee, B./Hanewinkel, R. (2001). *Universelle Prävention des Substanzkonsums: Effekte des Grundschulprogramms Klasse 2000.* Sucht, 57, S. 301–312.

Mehrpohl, J./Wild, C. (2016). *Evidenzbasierte Gesundheitsversorgung.* Zeitschrift für Evidenz, Fortbildung und Qualität im Gesundheitswesen, 110, S. 6–7.

Mertz, M. (2019). *Ethik im Gesundheitswesen.* In: Haring, R. (Hrsg): Gesundheitswissenschaften. Berlin/Heidelberg: Springer, S. 689–700.

Mertz, M./Albisser Schleger, H./Meyer-Zehnder, B./Reiter-Theil, S. (2014). *Prinzipien und Diskurs – Ein Ansatz theoretischer Rechtfertigung der ethischen Fallbesprechung und Ethikkonsultation.* Ethik in der Medizin, 26 (2), S. 91–104.

Mertz, M./Strech, D./Kahrass, H. (2018). *Ethische Aspekte der Prävention von Übergewicht und Adipositas im Kindes- und Jugendalter: Ausgewählte Ergebnisse einer systematischen qualitativen Übersichtsarbeit.* In: Dadaczynski, K./Quilling, E./Walter, U. (Hrsg.): Übergewichtsprävention im Kindes- und Jugendalter. Grundlagen, Strategien und Interventionskonzepte in Lebenswelten. Bern: Hogrefe, S. 245–254.

Mâsse, L./Niet, J. E. de (2013). *School nutritional capacity, resources andpractices are associated with availability of food/beverage items in schools.* International Journal of Behavioral Nutrition and Physical Activity, 10, S. 26.

Medienpädagogischer Forschungsverbund Südwest (2020). *JIM-Studie 2019. Jugend, Information, Medien. Basisuntersuchung zum Medienumgang 12- bis 19-Jähriger.* https://www.mpfs.de/fileadmin/files/Studien/JIM/2019/JIM_2019.pdf (11.06.2021).

Mensink, G. B. M./Schienkiewitz, A./Haftenberger, M./Lampert, T. et al. (2013). *Übergewicht und Adipositas in Deutschland – Ergebnisse der Studie zur Gesundheit Erwachsener in Deutschland (DEGS1).* Bundesgesundheitsblatt 56, S. 786–794.

Mielck, A. (2005). *Soziale Ungleichheit und Gesundheit. Einführung in die aktuelle Diskussion.* Bern: Hans Huber.

Morscher, E. (2011). *Kognitivismus/Nonkognitivismus.* In: Düwell, M./Hübenthal, C./Werner, M. H. (Hrsg.): Handbuch Ethik. Stuttgart: J. B. Metzler'sche Verlagsbuchhandlung und Carl Ernst Poeschel, S. 36–48.

Mrusek, M. (2019). *PrEP reduziert Neuinfektionen.* CME, 16, S. 33.

Neitzke, G. (2013). *Einführung in die Forschungsethik.* In: Ringmann, S./Siegmüller, J. (Hrsg): Ethische Aspekte in der Forschung mit Kindern. Perspektiven der Gesundheitsfachberufe. Frankfurt a. M.: Peter Lang GmbH, S. 9–22.

Neitzke, G./Riedel, A./Brombacher, L./Heinemann, W. (2015). *Empfehlungen zur Erstellung von Ethik-Leitlinien in Einrichtungen des Gesundheitswesens.* Ethik in der Medizin, 27, S. 241–248.

Niemann, H.-J. (2008). *Die Strategie der Vernunft. Problemlösende Vernunft, rationale Metaphysik und Kritisch-Rationale Ethik.* 2. verb. u. erw. Auflage, Tübingen: Mohr Siebeck.

Nuffield Council on Bioethics (2007). *Public health: ethical issues.* Cambridge, UK. https://www.nuffieldbioethics.org/publications/public-health (11.06.2021).

Nussbaumer-Streit, B./Mayr, V./Dobrescu, A. I./Chapman, A. et al. (2020). *Quarantine alone or in combination with other public health measures to control COVID-19: a rapid review.* Cochrane Database Systematic Review. https://www.cochranelibrary.com/cdsr/doi/10.1002/14651858.CD013574.pub2/full (11.06.2021).

Ott, K. (2011). *Prinzip/Maxime/Norm/Regel.* In: Düwell, M./Hübenthal, C./Werner, M. H. (Hrsg.): Handbuch Ethik. Stuttgart: J. B. Metzler'sche Verlagsbuchhandlung und Carl Ernst Poeschel, S. 474–480.

Panzer, B. M./Dhuper, S. (2014). *Designing a group therapy program for coping with childhood weight bias.* Social Work, 59, S. 141–147.

Patel, R. R./Schmidt, H. (2017). *Should Employers Be Permitted not to Hire Smokers? A Review of US Legal Provisions.* International Journal of Health Policy and Management, 6 (12), S. 701–706.

Perleth, M. (2014). *Grundlagen und Prinzipien von Health Technology Assessment (HTA).* In: Perleth, M./Busse, R./Gerhardus, A./Gibis, B. et al. (Hrsg.): Health Technology Assessment. Konzepte, Methoden, Praxis für Wissenschaft und Entscheidungsfindung. Berlin: Medizinisch Wissenschaftliche Verlagsgesellschaft, S. 1–21.

Pieper, A. (2000). *Einführung in die Ethik.* 4. überarb. u. aktual. Auflage, Tübingen/Basel: A. Francke/UTB.

Poustchi, Y./Saks, N. S./Piasecki, A. K./Hahn, K. A. et al. (2013). *Brief intervention effective in reducing weight bias in medical students.* Family Medicine, 45, S. 345–348.

Rehmann-Sutter, C. (2011). *Bioethik.* In: Düwell, M./Hübenthal, C./Werner, M. H. (Hrsg.): Handbuch Ethik. Stuttgart: J. B. Metzler'sche Verlagsbuchhandlung und Carl Ernst Poeschel, S. 247–253.

Reiter-Theil, S./Mertz, M. (2012). *Was ist ein moralisches Problem in der Medizinethik? In: Zichy, M./*Ostheimer, J./Grimm, H. (Hrsg.): Was ist ein moralisches Problem? Zur Frage des Gegenstandes angewandter Ethik. Freiburg/München: Karl Alber, S. 293–321.

Reiter-Theil, S./Mertz, M./Albisser Schleger, H./Meyer-Zehnder, B. et al. (2011). *Klinische Ethik als Partnerschaft – oder wie eine Leitlinie für den patientengerechten Einsatz von Ressourcen entwickelt und implementiert werden kann.* Ethik in der Medizin, 23 (2), S. 93–105.

Rennen, E./Nagelhout, G. E./Putte, B. van den/Janssen, E. et al. (2014). *Associations between tobacco control policy awareness, social acceptability of smoking and smoking cessation. Findings from the International Tobacco Control (ITC) Europe Surveys.* Health Education Research, 29, S. 72–82.

Riedel, A. (2014). *Ethik-Policy Palliative Sedierung. Theoretische Grundlegungen für ethische Abwägungen in der Praxis.* Lage: Jacobs-Verlag.

Rippe, K.-P. (2011). *Relativismus.* In: Düwell, M./Hübenthal, C./Werner, M. H. (Hrsg.): Handbuch Ethik. Stuttgart: J. B. Metzler'sche Verlagsbuchhandlung und Carl Ernst Poeschel, S. 498–502.

RKI – Robert Koch-Institut (2021). *Epidemiologisches Bulletin 27/2021. Aktuelle Daten und Informationen zu Infektionskrankheiten und Public Health.* https://www.rki.de/DE/Content/Infekt/EpidBull/Archiv/2021/Ausgaben/27_21.pdf?__blob=publicationFile (13.08.2021).

RKI – Robert Koch-Institut (2018). *KiGGS Welle 2 – Erste Ergebnisse aus Querschnitt- und Kohortenanalysen.* Journal of Health Monitoring. Berlin: Robert Koch-Institut.

Rosenbrock, R. (2007). *Gesundheit und Gerechtigkeit in Deutschland.* Das Gesundheitswesen, 69 (12), S. 647–652.

Ross, H./Chaloupka, F. J. (2003). *The effect of cigarette prices on youth smoking.* Health Economics, 12, S. 217–230.

Sadique, M. Z. (2006). *Individual freedom versus collective responsibility: an economic epidemiology perspective.* Emerging Themes in Epidemiology, 3, S. 12.

Saghai, Y. (2013). *Salvaging the Concept of Nudge.* Journal of Medical Ethics, 39 (8), S. 487–493.

Salmon, D. A./Omer, S. B. (2006). *Individual freedoms versus collective responsibility: immunization decision-making in the face of occasionally competing values.* Emerging Themes in Epidemiology, 3, S. 13.

Schmidt, A. T., Engelen, B. (2020). *The ethics of nudging: An overview.* Philosophy Compass, 15, S. e12658.

Schöne-Seifert, B. (2011). *Prinzipien und Theorien in der Medizinethik.* In: Ach, J./Bayertz, K./Siep, L. (Hrsg.): Grundkurs Ethik. Anwendungen (Bd. 2). Paderborn: mentis, S. 9–21.

Schröder-Bäck, P. (2014). *Ethische Prinzipien für die Public-Health-Praxis.* Frankfurt a. M./New York: Campus.

Steinkamp, N. (2012). *Methoden ethischer Entscheidungsfindung im Pflegealltag.* In: Monteverde, S. (Hrsg): Handbuch Pflegeethik. Ethisches Denken und Handeln in den Praxisfeldern der Pflege. Stuttgart: Kohlhammer, S. 175–192.

Strech, D. (2011). *Zur Ethik einer restriktiven Regulierung der Studienregistrierung.* Ethik in der Medizin, 23 (3), S. 177–189.

Strech, D./Marckmann, G. (2010). *Konzeptionelle Grundlagen einer Public Health Ethik.* In: Strech, D./Marckmann, G. (Hrsg.): Public Health Ethik. Münster: LIT, S. 43–65.

Strech, D./Neitzke, G./Marckmann, G. (2012). *Public-Health-Ethik: normative Grundlagen und methodisches Vorgehen.* In: Schwartz, F. W./Walter, U./Siegrist, J./Kolip, P. et al. (Hrsg): Public Health - Gesundheit und Gesundheitswesen. München: Urban & Fischer/Elsevier, S. 137-142.

Thaler, H./Sunstein, C. R. (2008). *Nudge: Improving decisions about health, wealth, and happiness.* New Haven, CT: Yale University Press.

Thomson, A. (1999). *Critical reasoning in ethics. A practical introduction.* London/New York: Routledge.

Ulmer, J. B./Liu, M. A. (2002). *Ethical issues for vaccines and immunization.* Nature Reviews Immunology, 2 (4), S. 291–296.

U.S. Department of Health & Human Services (2012). *Preventing Tobacco Use Among Youth and Young Adults: A Report of the Surgeon General.* Atlanta, GA: U.S. Department of Health and Human Services, Centers for Disease Control and Prevention, National Center for Chronic Disease Prevention and Health Promotion, Office on Smoking and Health.

U.S. Department of Health & Human Services (2000). *Reducing tobacco use: a report of the Surgeon General.* Atlanta, GA: S. Department of Health and Human Services, Centers for Disease Control and Prevention, National Center for Chronic Disease Prevention and Health Promotion, Office on Smoking and Health.

Verweij, M./Dawson, A. (2004). *Ethical principles for collective immunisation programmes.* Vaccine, 22 (23–24), S. 3122–3126.

Vinzenz Gruppe (2011). *Grundsatzdokument Ethikkodex.* 2. vollst. überarb. Auflage, Wien: Vinzenz Gruppe Krankenhausbeteiligungs- und Management GmbH.

Vollmann, J. (2008). *Klinik: Aufgaben und Kriterien für Klinische Ethikkomitees.* Bundesgesundheitsblatt - Gesundheitsforschung - Gesundheitsschutz, 51, S. 865–871.

Volpp, K. G./Asch, D. A./Galvin, R./Loewenstein, G. (2011). *Redesigning employee health incentives - lessons from behavioral economics.* New England Journal of Medicine, 365 (5), S. 388–390.

Waldron, J. (2014). *It's all for your own good.* The New York Review of Books, 61 (15).

WHO - Weltgesundheitsorganisation (2019). *Tobacco. Key facts.* https://www.who.int/news-room/fact-sheets/detail/tobacco (11.06.2021).

WHO - Weltgesundheitsorganisation (2017). *WHO Guidelines on Ethical Issues in Public Health Surveillance.* http://apps.who.int/iris/bitstream/10665/255721/1/9789241512657-eng.pdf?ua=1 (11.06.2021).

WHO - Weltgesundheitsorganisation (2016). *Guidance for Managing Ethical Issues in Infectious Disease Outbreaks.* http://apps.who.int/iris/bitstream/10665/250580/1/9789241549837-eng.pdf?ua=1 (11.06.2021).

WHO - Weltgesundheitsorganisation (2010). *Guidance on Ethics of Tuberculosis Prevention, Care and Control.* http://apps.who.int/iris/bitstream/10665/44452/1/9789241500531_eng.pdf (11.06.2021).

WHO - Weltgesundheitsorganisation (2008). *WHO Policy on non-reruitment of smokers or other tabacco users: Frequently asked questions.* https://www.who.int/employment/FAQs_smoking_English.pdf?ua=1 (11.06.2021).

WHO – Weltgesundheitsorganisation (2007). *Die Herausforderung Adipositas und Strategien zu ihrer Bekämpfung in der Europäischen Region der WHO. Zusammenfassung.* https://www.euro.who.int/__data/assets/pdf_file/0003/98247/E89858G.pdf (11.06.2021).

WHO – Weltgesundheitsorganisation (2003). *WHO Framework Convention on Tobacco Control.* https://www.who.int/fctc/cop/about/en/ (11.06.2021).

Werner, M. H. (2011). *Deontologische Ansätze – Einleitung.* In: Düwell, M./Hübenthal, C./Werner, M. H. (Hrsg.): Handbuch Ethik. Stuttgart: J. B. Metzler'sche Verlagsbuchhandlung und Carl Ernst Poeschel, S. 122–127.

Wiesing, U./Marckmann, G. (2011). *Medizinethik.* In: Düwell, M./Hübenthal, C./Werner, M. H. (Hrsg.): Handbuch Ethik. Stuttgart: J. B. Metzler'sche Verlagsbuchhandlung und Carl Ernst Poeschel, S. 274–279.

Wils, J-P. (2011). *Tugend.* In: Düwell, M./Hübenthal, C./Werner, M. H. (Hrsg.): Handbuch Ethik. Stuttgart: J. B. Metzler'sche Verlagsbuchhandlung und Carl Ernst Poeschel, S. 534–538.

Windeler, J. (2007). *Bias, Confounding, Chance.* In: Kunz, R./Ollenschläger, G./Raspe, H./Jonitz, G. et al. (Hrsg): Lehrbuch Evidenzbasierte Medizin in Klinik und Praxis. Köln: Deutscher Ärzte-Verlag, S. 483–490.

Windorfer, A. (2000). *Eradikation von Masern, Mumps und Röteln.* Immunologie & Impfen, 3, S. 63–66.

Wippermann, C./Arnold, N./Möller-Slawinski, H./Borchard, M. et al. (2011). *Chancengerechtigkeit im Gesundheitssystem.* Wiesbaden: Springer VS.

World Bank (1999). *Curbing the epidemic: governments and the economics of tobacco control.* Washington D. C.: World Bank.

Woopen, C./Mertz, M. (2014). *Ethik in der Technikfolgenabschätzung: Vier unverzichtbare Funktionen.* Aus Politik und Zeitgeschichte, 6–7, S. 40–46.

Zigarettenverband (o. J.). *Argumente gegen ein Tabakwerbeverbot.* https://www.zigarettenverband.de/wp-content/uploads/190212_DZV_Balkenschreiben.pdf (11.06.2021).

Rechtsquellenverzeichnis

AMG	Gesetz über den Verkehr mit Arzneimitteln – Arzneimittelgesetz in der Fassung der Bekanntmachung vom 12.12.2005 (BGBl. I S. 3394), das zuletzt durch Artikel 3c des Gesetzes vom 10. 02.2020 (BGBl. I S. 148, 157) geändert worden ist
EthRG	Gesetz zur Einrichtung des Deutschen Ethikrats – Ethikratgesetz in der Fassung der Bekanntmachung vom 16. Juli 2007 (BGBl. I S. 1385)
GG	Grundgesetz für die Bundesrepublik Deutschland in der Fassung der Bekanntmachung vom 23.05.1949 (BGBl. S. 1), das zuletzt durch Artikel 1 des Gesetzes vom 15.11.2019 (BGBl. I S. 1546) geändert worden ist
IfSG	Gesetz zur Verhütung und Bekämpfung von Infektionskrankheiten beim Menschen – Infektionsschutzgesetz vom 20.07.2000 (BGBl. I S. 1045), das zuletzt durch Artikel 3 des Gesetzes vom 27.03.2020 (BGBl. I S. 587) geändert worden ist
MPG	Gesetz über Medizinprodukte – Medizinproduktegesetz in der Fassung der Bekanntmachung vom 07.08.2002 (BGBl. I S. 3146), das zuletzt durch Artikel 83 des Gesetzes vom 20.11.2019 (BGBl. I S. 1626, 1674) geändert worden ist
TierschG	Tierschutzgesetz in der Fassung der Bekanntmachung vom 18.05.2006 (BGBl. I S. 1206, 1313), das zuletzt durch Artikel 101 des Gesetzes vom 26.11.2019 (BGBl. I S. 1626, 1686) geändert worden ist
TPG	Gesetz über die Spende, Entnahme und Übertragung von Organen und Geweben – Transplantationsgesetz in der Fassung der Bekanntmachung vom 04.09.2007 (BGBl. I S. 2206), das zuletzt durch Artikel 1 des Gesetzes vom 16.03.2020 (BGBl. I S. 497) geändert worden ist

Abbildungsverzeichnis

Tabellenverzeichnis

Sachwortverzeichnis

Über die Autoren

Dr. PH Hannes Kahrass

(geb. 1983) absolvierte nach seinem Abitur eine Ausbildung zum Physiotherapeuten an der Universitätsmedizin Göttingen. Im Anschluss studierte er Physiotherapie an der HAWK Hildesheim (B. Sc.) und weiter Public Health an der Medizinischen Hochschule Hannover (M. Sc.). Seit 2011 ist er wissenschaftlicher Mitarbeiter am Institut für Ethik, Geschichte und Philosophie der Medizin an der Medizinischen Hochschule Hannover. Das Promotionsvorhaben wurde im Jahr 2016 erfolgreich abgeschlossen.

Dr. phil. Marcel Mertz

(geb. 1979) studierte Philosophie und Soziologie an der Universität Basel und promovierte 2015 an der Universität Mannheim in Philosophie. Im Laufe seiner wissenschaftlichen Tätigkeit, die sich bereits seit dem Studium vorwiegend in der Medizinethik verorten lässt, hat er an mehreren Hochschulen als wissenschaftlicher Mitarbeiter gearbeitet: an den Universitäten Basel und Mannheim, an der Uniklinik Köln bzw. dem Cologne Center for Ethics, Rights, Economics and Social Sciences of Health (ceres) der Universität zu Köln und insbesondere an der Medizinischen Hochschule Hannover. An Letzterer leitet er seit Mitte 2018 die Arbeitsgruppe „Forschungs-/Public-Health-Ethik & Methodologie" am Institut für Ethik, Geschichte und Philosophie der Medizin.